U0064750

2022最新版

氫分子醫學聖經

Unleashing the Therapeutic Power of Hydrogen

釋放氫的治療能力

$$H_2$$

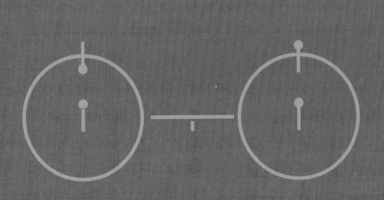

序 PREFACE-1

Dr. Frank L. Douglas（法蘭克 醫師、教授）
Doctorate of Medicine and of Philosophy，MD-PhD

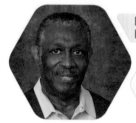 Frank L. Douglas,
Ph.D., M.D.

When Ohsawa and colleagues published their article: Hydrogen Acts as a Therapeutic Antioxidant by Selectively Reducing Cytotoxic Radicals, in 2007, they also remarked that 'the molecular mechanisms underlying the marked effects of a very small amount of H_2 remain elusive'. They probably did not realize that their article would have fueled interest both in the scientific as well as the wellness communities. The hydrogen molecule has low reactivity in that it has little or no effect on temperature, blood pressure and pH, as well as the fact that its small size enables it to be permeable to cell membranes. This has created an unusual phenomenon: the use of Hydrogen in the Wellness community while simultaneously increasing academic research and institutes such as Molecular Hydrogen Institute led by Tyler W. LeBaron.

Hydrogen is sold as a supplement and is available in many formulations: H_2 gas inhalation therapy, tablets, H_2 produced instantaneously in water bottles either for ingestion or inhalation. Hydrogen gas can also be produced by colonic fermentation. Unfortunately, the low toxicity of Hydrogen, and widespread use in the Wellness community, might have created an unintended consequence: there is less of a commitment to perform the long, intensive and rigorous programs needed to demonstrate the potential clinical benefit of Hydrogen therapy.

Hydrogen gas has been used since the 1970's as a major part of the mixture of gasses used in deep sea diving. For example, Hydreliox, contains a mixture of 49% hydrogen, 50.2% helium and 0.8% oxygen. Interestingly, the first published use of potential therapeutic use of hydrogen was published in 1975 by M. Dole, in Science, who reported that treating hairless albino mice with squamous cell carcinoma, for 2 weeks, with a mixture of 97.5% hydrogen and 2.5% oxygen at pressure of 8 atmospheres resulted in marked regression of the tumors. In 2001, Gharib and colleagues used a schistosomiasis− associated liver injury model to show improvement of fibrosis and increased antioxidant enzyme activity when the animals were treated for two weeks in a hyperbaric chamber in a normal atmosphere supplemented with hydrogen. These two articles foreshadowed the studies that followed which point to the role of Hydrogen molecule in decreasing reactive oxygen species（ROS）, particularly the hydroyl radical.

Reactive oxygen species, including oxygen superoxide, hydrogen peroxide and the hydroxyl radical, are formed during natural biochemical reactions, such as in the electron transport system in mitochondria. Oxygen is the final recipient of electron transfer to produce oxygen superoxide. The oxygen superoxide is dismutated to form hydrogen peroxide which is either partially reduced to form hydroxyl ion and hydroxyl radical, or fully reduced to form water. These ROS can cause significant oxidation when in excess of natural antioxidants, such as Superoxide Dismutase (SOD) which reduces the superoxide to hydrogen peroxide and Catalase for the conversion of hydrogen peroxide to water. However, there is no enzyme reaction for the hydroxyl radical and it is primarily reduced by the hydroxyl ion to form water. These ROS molecules oxidize other molecules and when they are in excess the body is subject to oxidative stress.

Hydroxyl radicals are not only the most reactive of the ROS molecules, but can also be produced by exogenous sources such as, sunlight, radiation and chemicals. Within the body the Fenton reaction, between ferrous ion and hydrogen peroxide to form ferric ion, forms hydroxyl ion and hydroxyl radical. Most of the iron in the body is in the red blood cells and fortunately release is very limited. However, because chemotherapeutic agents, irradiation and stress can lead to production of hydroxyl radicals, and contribution to oxidative stress, treatment of excess hydroxyl radicals is a major concern. This concern is heightened because hydroxyl radical is not only very reactive, but it diffuses into cells easily and oxidizes biomolecules.

Oxidative stress occurs when free radicals are in excess of available antioxidants in the body. Since these free radicals damage fatty tissue, DNA and proteins, they contribute to several diseases such as: diabetes, atherosclerosis, inflammatory conditions, hypertension, heart disease, cancer and neurodegenerative diseases. There is therefore no surprise that there have been several preclinical and clinical studies in these areas in the last 10-15 years. Many of these studies address effect of various formulations of hydrogen on biochemical markers, disease animal models and clinical applications in some of these diseases. Rather than summarizing what I think are key examples of each of these, I direct the readers to the excellent 2019 published review article by Li Sai et al. In this review article, there is an excellent table in the Discussion section. This table presents a 'Summary of various formulations, applications, mechanisms of Hydrogen in cancer treatment'. ﹙See table 0-1﹚. I recommend this article highly because it begins to address the need to understand the mechanisms by which a small amount of hydrogen produces significant therapeutic effects.

Given the growing preclinical and clinical research interest in the use of Hydrogen, and based on the review of the literature, the time has come for directed, detailed clinical studies of use of hydrogen both as an adjuvant, as well as a sole therapy in control and treatment of various diseases in which oxidative stress play a significant role.

References :

Ohsawa et.al. Hydrogen acts as a therapeutic antioxidant by selectively reducing cytotoxic oxygen radicals. Nat. Med. 2007; 688–194.

Dole M. Hyperbaric Hydrogen Treatment: A Possible Treatment of Cancer. Sciences 1975; 190: 152=154

Gharib B. et. al. Anti-inflammatory properties of molecular hydrogen; investigation on parasite-induced liver inflammation. C. R. Acad Sci 111. 2001; 324（8）:719-724.

Sai Li et. al. Hydrogen Gas in Cancer Treatment, Front. Oncol. 2019; 9: 696

序 PREFACE-1（中文譯本）

Dr. Frank L. Douglas（法蘭克 醫師、教授）
Doctorate of Medicine and of Philosophy，MD-PhD

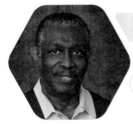

Frank L. Douglas,
Ph.D., M.D.

　　2007年，日本醫科大學老人病研究所，首席教授Ohsawa
太田成男教授及其同事發表文章：氫分子通過選擇性專一
的還原細胞毒性自由基，而成為有療效的抗氧化劑，同時他
們還指出「基於少量氫分子就能有顯著作用的分子機制，
令人難以理解」（見參考文獻20070507）。他們當時可能沒
有預料到，他們的文章會引起科學界，和健康產業界的高
度興趣。氫分子的生物安全性，使得它對人體的「體溫、
血壓和pH值」影響很小或甚至幾乎沒有影響。並且由於氫
分子極為細小，使其可輕易的穿透細胞膜。綜合以上的特
性，開啟了一個特別的景象，各處社區裡的健康體驗館中，
已經開始在使用氫分子讓人們體驗，同時許多研究機構在
學術上的投入，也不斷的在暴增，例如Tyler W. LeBaron領導
的氫分子醫療研究所。另外，氫氣已被作為「營養補充品

（Supplement）」在市場上販售，有多種配方/劑型可供使用，包括氫呼吸療法的氫氣機、氫膠囊，或以錠劑投入水杯中瞬間產生的的氫水，氫水杯及氫水機。

事實上，氫氣也可以通過結腸或大腸內的發酵由人類自體產生。由於氫氣的無毒性，在健康產業界廣泛的使用，雖然常會看到不少令人意想不到的效果，但非常可惜的是，目前真的執行長期、密集和嚴格的程序，以證明氫氣療法潛在的臨床益處的驗證，相對來說卻是較少的。

自1970年代以來，作為深海潛水所用氣體混合物，氫氣一直是最主要的氣體。例如，Hydreliox包含49%的氫氣，50.2%的氦氣和0.8%的氧氣的混合物。有趣的是，M. Dole於1975年在《科學》雜誌上首次發表了潛在的氫治療用途。他表示，用97.5%的氫和2.5%的氧氣混合，在8個大氣壓的壓力下，針對鱗狀細胞癌小鼠，治療2週，可導致腫瘤明顯消退（見參考文獻19751010）。2001年，Gharib及其同事，使用血吸蟲病相關的肝損傷動物模型，顯示了在正常空氣比例的高壓艙中加氫，兩週後肝纖維化改善、抗氧化酶活性增強（見參考文獻20010425）。這兩篇文章預示了隨後的研究，指出氫分子在降低活性氧（Reactive oxygen species，ROS），特別是羥自由基（·OH）方面的作用。

在自然的生化反應過程中，例如在粒線體的電子傳輸系統中，會形成ROS，包括超氧陰離子（$·O_2^-$），過氧化氫（H_2O_2）和羥自由基（·OH）。氧是產生超氧氧的電子轉移的最終接受者。超氧陰離子被歧化以形成過氧化氫

（H_2O_2），該過氧化氫被部分還原以形成羥基離子（OH^-）和 $\cdot OH$，或被完全還原成水。天然抗氧化物，如超氧化物歧化酶（SOD），能夠將超氧化物還原為H_2O_2，而過氧化氫酶可將H_2O_2轉化為水，但對於$\cdot OH$來說，沒有任何酵素可與之反應，並且其主要被羥基離子還原形成水。這些ROS分子會氧化其他分子，當它們的量遠高於天然抗氧化物時，會引起劇烈的氧化反應，人體會遭受氧化損傷。

$\cdot OH$不僅是ROS分子中反應性最強的自由基，而且還可以由諸如陽光、輻射和化學物質等外源產生。在體內，亞鐵離子與過氧化氫之間形成鐵離子的Fenton反應形成OH^-和$\cdot OH$。人體中的大部分鐵都存在於紅血球細胞中，所幸的是釋放非常有限。然而，由於化學治療劑、輻射和壓力可導致$\cdot OH$的產生，以及造成氧化傷害，且有一個重點是，$\cdot OH$不僅具有很強的反應性，而且易於擴散到細胞中並氧化生物分子，因此處理過量的$\cdot OH$會是整個研究關注的重點。

當自由基超過體內可用的抗氧化劑時，就會發生氧化損傷。由於這些自由基會破壞脂肪組織、DNA和蛋白質，因此會導致多種疾病，例如：糖尿病、動脈粥樣硬化、炎症（慢性發炎）、高血壓、心臟病、癌症和神經退化性疾病（例如失智症、帕金森氏症……等）。因此，在過去的10-15年中，在這些領域進行了一些臨床前（動物試驗）和臨床研究（人體試驗）就不足為奇了。這些研究涉及氫的各種劑型對應到生化標誌（Biochemical markers）、疾病動物模型以及其中某些疾病的臨床應用的影響。與其總結我認定的每個關鍵

案例，不如將讀者引向Li Sai等人撰寫於2019年精彩的研究報告。在這篇回顧統整性研究報告中的「討論」部分有一個很棒的表格。該表提供了「氫在癌症治療中的各種劑型、應用方式與作用機轉的摘要整理」（表0-1）。我強烈推薦這篇文章，因為它指出了重點，使能夠開始理解「少量氫分子就能產生顯著治療作用」的作用機轉（見參考文獻20190806）。

鑑於對使用「氫分子醫療」的臨床前和臨床研究的興趣日益增長，並且根據文獻回顧，現在有必要進行直接、詳細的臨床研究，以使用氫作為重要的佐劑（Adjuvant）或是主要療法，來治療氧化損傷為主所引起的各種疾病。

表0-1 氫分子醫療在癌症治療中的各種劑型，應用及作用機制
（見參考文獻20190806）整理者：Benson王光毅

劑型	應用	作用機制
喝氫水	<ul><li>預防化療藥物引起之肺損傷及腎毒性</li><li>減輕化療引起的肝毒性</li><li>逆轉電子束造成的皮膚損傷，化療造成之死亡率和體重減輕。</li><li>減輕放射治療副作用</li><li>提高生活質量</li><li>抑制腫瘤發生與生長</li></ul>	<ul><li>消炎</li><li>消除氧化傷害</li><li>調節細胞凋亡</li><li>抑制自由基</li><li>抑制腫瘤血管新生</li></ul>
飽和氫生理食鹽水 (點滴、針劑)	<ul><li>改善抗生素引起的心臟功能障礙(降低藥物副作用)</li><li>降低化療副作用</li></ul>	<ul><li>消炎</li><li>消除氧化傷害</li><li>刺激 Nrf2 代謝途徑</li></ul>
氫呼吸	<ul><li>降低化療藥物對腎臟之毒性</li><li>抑制腫瘤發生與生長</li><li>提升癌患者存活率</li></ul>	<ul><li>調節細胞凋亡</li><li>消除氧化傷害</li><li>抑制癌幹細胞</li></ul>
氫合鈀奈米結晶	<ul><li>與熱療法的協同作用</li></ul>	<ul><li>消除氧化傷害</li></ul>
氫合矽 (矽來自礦物)	<ul><li>癌細胞活力抑制</li></ul>	<ul><li>誘導癌細胞週期停滯和凋亡</li></ul>

Dr. Frank L. Douglas 醫師、教授

專業：

美國腦神經內分泌科醫師。

學歷：

美國約翰霍普金斯醫學院畢業–醫學博士。

經歷：

賽諾飛安萬特大藥廠（Aventis SA），研發長、執行副總裁、董事。麻省理工學院（MIT）生物醫藥創新中心創辦人、執行董事。

哈佛醫學院教授。

全球製藥研發長獎2001、2004。

聯合國頒發「關鍵歷史人物獎」。

美國FDA科技諮詢顧問。

和合生醫科技股份有限公司（HOHO Biotech Co., LTD）董事。

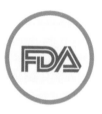

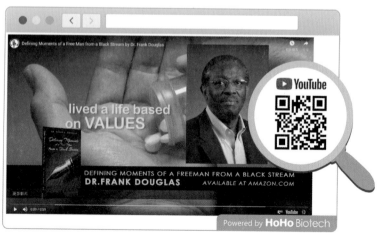

序 PREFACE-2

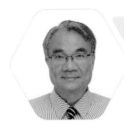

蔡良敏 教授 醫師

　　自1975年頂尖期刊Science發表動物試驗，證實氫加氧呼吸治療能治癒皮膚鱗狀細胞癌，氫分子醫學的發展已歷時半個世紀。2007年日本學者於頂尖醫學期刊Nature Medicine（自然醫學雜誌）發表的文章，證實氫分子透過去除自由基，減少氧化傷害，對於缺血再灌注的腦損傷有治療作用（見參考文獻20070507）。2016年日本官方核准氫分子為醫療氣體（見附錄2-2、參考文獻20161201_1、20161201_2）。2020年中國核准氫加氧呼吸機為醫療器材（見附錄2-3、參考文獻20200202）。2020年美國哈佛醫學院開啟phase I人體試驗（見附錄2-4、參考文獻20201001）。這些重要的里程碑確認了氫分子醫學在當今醫學領域的重要地位。

　　諸多國際研究已證實氫分子具多靶點的作用機轉，能抗氧化、抗發炎、調節細胞凋亡、及幫助粒線體功效。至今，氫分子持續被證實對於許多疾病有預防、協助治療、與緩解

的效果。另外，它除了提供許多療法包括藥物治療的優異輔助性效果外，對於減緩藥物副作用亦有極大的潛力（見參考文獻20140424）。

而具有極大潛力的氫分子醫學至今尚未合理普及化的主因為何呢？目前制定一個值得信賴的醫療決策，其步驟包含從醫學資料庫中過濾出有意義值得信賴的資料，經嚴格評讀，綜合分析，再將所獲得的結論與臨床經驗及對病患最佳價值做整合，其考慮要素包含劑型、劑量、使用方式、藥物動力學（吸收、代謝、分佈、排除）、及藥物經濟學等，換言之就是指考慮藥物的安全性、有效性、方便可用性、以及價格的合理性。然而，目前多數研究使用劑型是氣體氫（氫呼吸）或液體氫（喝氫水），這些方式產氫設備複雜、昂貴、體積巨大且攜帶不易。加上每個人的肺活量不同，喝水習慣的差異，甚至有些病人必須限制水量飲用。主流醫學在治療上要求劑量的充足與精準控制，這在液體和氣體氫是不易做到的。

綜上所述，氣體、液體、固體三種劑型的氫分子補充劑中，固體劑型載體是控制劑量的關鍵。國際上對於氫膠囊的研究仍然處於剛起步的狀態，國內已有新創團隊在固體氫的製成技術領先國際。氫膠囊產品透過控制釋放技術使氫分子能24小時長效於體內釋放，患者可依體重與適應症精準調整劑量，加上其攜帶的便利性，極符合醫療的可用性評估，其較低的價位也符合藥物經濟學。

本人相信，台灣在氫分子的科學研究與實證醫學會有長

足的發展，也有機會在氫膠囊（固體氫）技術上做到全球領頭羊的角色，為台灣的國際學術地位、民眾健康、扶植醫療產業、減少健保支出，做出持續且重大的貢獻。

參考文獻

1. Dole M, Wilson FR, Fife WP. Hyperbaric hydrogen therapy: a possible treatment for cancer. Science. 1975 Oct 10;190(4210):152-4.（見參考文獻19751010）

2. Ohsawa I, Ishikawa M, Takahashi K, Watanabe M, Nishimaki K, Yamagata K, Katsura KI, Katayama Y, Asoh S, Ohta S. Hydrogen acts as a therapeutic antioxidant by selectively reducing cytotoxic oxygen radicals. Nature medicine. 2007 Jun;13(6):688-94.（見參考文獻20070507）

3. Ministry of Health, Labour and Welfare 2016, Japan, accessed 1 November 2021,（見附錄2-2、參考文獻20161201_1）

4. National Medical Products Administration 2020, China, accessed 1 November 2021,（見附錄2-3、參考文獻20200202）

5. ClinicalTrials.gov 2020, The United State, accessed 1 November 2021,（見附錄2-4、參考文獻20201001）

6. Ohta S. Molecular hydrogen as a preventive and therapeutic medical gas: initiation, development and potential of hydrogen medicine. Pharmacology & Therapeutics. 2014 Oct 1;144(1):1-1.（見參考文獻20140424）

蔡良敏　醫師、教授、院長

學術專長：

臨床心臟血管學

急重症醫學

超音波心圖學

介入性心臟血管醫學

醫院經營管理

整合性學術研究

現職：

台南市立醫院院長

成大醫院特聘專家醫師

學經歷：

台北醫學大學醫學系畢業

成功大學內科教授

成大醫院急診部主任

佳里綜合醫院院長

成大醫院內科部主任

成大醫院副院長

近期論文發表：

202206 Coral Hydrate, a Novel Antioxidant, Improves Alcohol
Intoxication in Mice

序 PREFACE-3

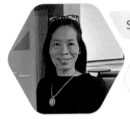

Samantha 黃玉華 博士

　　我是在2018年擔任生技中心產發處處長，推動台灣與 Mass Challenge共同舉辦第一屆B2MC Taiwan數位健康國際創業加速器的時候，有緣認識HOHO Biotech執行長Benson（王光毅）。初識Benson時，我就注意到他的誠懇與熱情，但真正讓我對他留下深刻印象的，是在短短的輔導期間，Benson就像永遠吸不滿水的海綿般，不斷向mentors們請益學習、不斷進步與成長，因此成為當年所有團隊中，進步程度最大的新創。

　　2020年年初，當我再度於任職的數位經濟產業發展協會（DTA）協助經濟部中小企業處的林口新創園舉辦國際創業家競賽（Startup Terrace Global Hack 2020）、幫助較為成熟的台灣新創公司準備國際募資簡報、並鏈結國際mentors和新創社群資源時，HOHO Biotech再度成為我們的輔導新創。這次，Benson準備的更充足了，除了有經驗豐富的國際生醫與

法規專家Dr. Frank L. Douglas擔任董事會成員外，Benson更幸運地認識了HOHO Biotech其它核心的團隊夥伴，使得HOHO Biotech得以成為台灣致力推廣氫氣治療知識分享與民眾教育的領頭羊。

因此當HOHO Biotech跟我聯絡，希望我為本書寫推薦序時，我一口答應，因為我期待看到台灣有更多類似HOHO Biotech一樣的生醫創業家－他們基於想幫助病人與家屬的初心，催生了創新的技術與產品，推動生醫科技的前進。我們都知道，專業投資人通常決定投資早期的新創公司時，往往是針對「人」在進行投資，當「人」對了，即使公司的商業模式、技術、市場可能因商業環境快速變動而必須調整或甚至放棄，一個對的團隊，更可能帶領公司走到正確的發展方向或從困境找到出路。我相信，HOHO Biotech的核心團隊是不會辜負創業初心和投資人託付的「對的」團隊。很榮幸能透過今年Startup Terrace Global Hack 2020創業家競賽計畫陪著他們的創業路上同行一段，祝福他們在未來的旅程更是收穫滿滿！

Samantha 黃玉華 博士:

學歷：

台灣大學化學系、英國牛津大學碩士、波士頓大學醫學院「行為神經科學」暨「生物醫學神經科學」雙主修博士。

經歷：

曾任職於「麻省總醫院」及「哈佛醫學院」研究員，專長為「大腦認知功能」與「行為之腦造影研究」，並關注「環境」及「經濟永續發展」的議題，是科學家、媒體人、行銷人，也是創業家。

近30年的跨域及斜槓生涯，學術上擁有扎實的科學研究訓練，實務工作有超過25年整合行銷及國際合作經驗。原定居美國波士頓並任職於「麻省總醫院」及「哈佛醫學院」，2015年為照顧台灣家人決定返台，先後擔任生物技術開發中心產發處處長及數位經濟暨產業發展協會秘書長等職務，期間積極協助台灣生醫與數位新創團隊鏈結波士頓創業資源與社群，現為數位經濟暨產業發展協會首席研究員。

監修

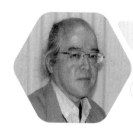

上部一馬 日本醫療作家

　　現任日本記者、健康類暢銷書作家。1954年生於日本陸前高田市。1977年畢業於明治學院大學。1977年畢業後日本商社工作、之後工作於學研代理店。1992年健康產業流通新聞社記者。2000年健康情報新聞主編輯長。2016年作為專職作家在，輔助醫療、環境、農業問題⋯⋯等領域出版新書，和舉辦演講活動。

　　主要的著作：
《癌症0死亡之革命》
《重度老年癡呆症養生療法》
《難治疾病與維礦元素療法》
《糖尿病合併症自癒養生療法》
《憂鬱症3日消除法》
《超微小知性體》⋯⋯等醫療暢銷書籍。

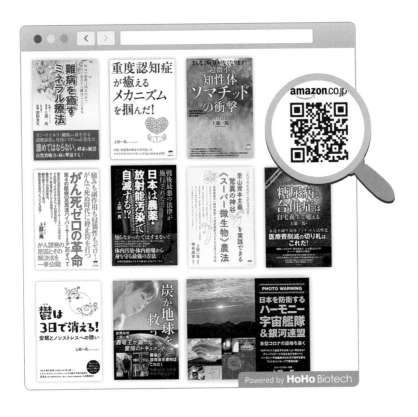

目錄

應用場景

Ch 5
氫分子之日本與台灣應用場景

技術特徵、產品製造

Ch 6
產氫技術特徵分析

自然醫學

Ch 11
從自然醫學角度看氫分子醫療

老人醫學科

Ch 12
氫分子應用在老年性退化疾病的可行性

家醫科（藥物動力學）

Ch 13
固液氣三態物質於人體內之吸收探討

附錄

謝誌

編者序

Alice

在數十年前，氧氣（O_2）呼吸醫療，提升了醫療產業，是目前使用範圍最廣、使用頻率最高的「藥物」。近年來人類已接近醫療邊界，讓醫療界不得不重新再次審視氫分子應用，經過技術迭代，氫分子扮演了各項醫療的佐劑（Adjuvant），即將輔助主流醫學至更高的領域。氫分子醫療（H_2）屬於全人類的資產。

超高濃度氫呼吸，早在1970年代已應用於人體，深海潛水呼吸高濃度氫氣（49%氫氣＋50.2%氦氣＋0.8%氧氣），由此證明氫的生物安全性極高；現有哈佛醫學院使用2.4%濃度氫呼吸治療，針對缺血再灌注的腦損傷，療效極佳（見附錄1）。

由此，我們相信未來「氫分子（H_2）醫療」潛力無窮，能輔助主流醫學，攻克更多難題，成為全人類的健康資產。

針對，氫分子的固體、液體、氣體，三種劑型，技術皆已成熟，在「中華創新未來協會」的輔導下「合組國家隊，去打世界盃」，只要努力研發技術及做好產品服務，市場及資金自然水到渠成！

Alice 校

詳見媒體報導_經濟日報、DTA 數位經濟暨產業發展協會
（https://dta.tw/events/pages/?id=1034）

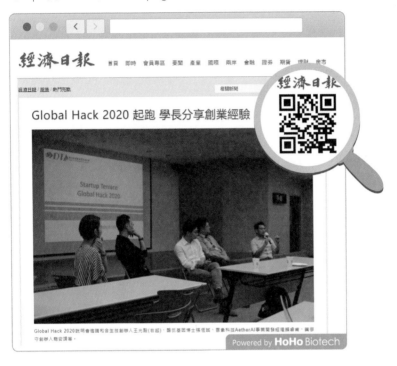

表0-2 氫三種劑型比較表

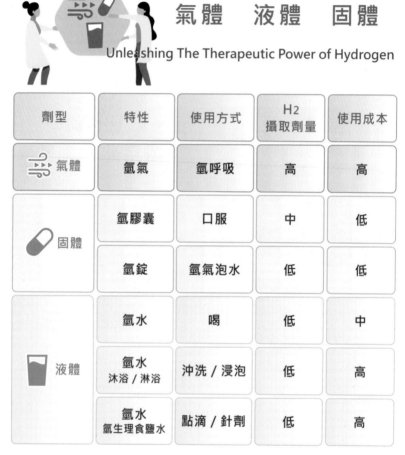

劑型	特性	使用方式	H₂攝取劑量	使用成本
氣體	氫氣	氫呼吸	高	高
固體	氫膠囊	口服	中	低
	氫錠	氫氣泡水	低	低
液體	氫水	喝	低	中
	氫水 沐浴／淋浴	沖洗／浸泡	低	高
	氫水 氫生理食鹽水	點滴／針劑	低	高

製表人：Benson、Alvin

Ch 1
氫分子醫學之全球人體試驗項目與法規發展

作者 Sonia 周秀枝

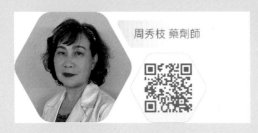

周秀枝 藥劑師

Sonia 周秀枝

執照：藥師

學經歷：

國內生技集團 基因檢測新事業 專案經理

葛蘭素史克大藥廠（GSK）院長級主要客戶經理

葛蘭素史克大藥廠（GSK）南區業務經理

嘉南藥理大學　藥師

1-1 氫分子醫學之全球人體試驗項目與法規發展

　　1975年，46年前，氫呼吸能有效治療「皮膚鱗狀細胞癌」的動物試驗成果，被發表在國際頂尖醫學期刊，Science（見參考文獻19751010）。補充說明：

A. 劑型：氣體劑型，氫呼吸。

B. 劑量：>80%（每口呼吸的氫濃度）。

C. 使用方式：呼吸給藥，氫分子，由肺部擴散進入血液與全身。

D. 產氫技術：第1代產氫技術「高壓鋼瓶」，使用氫氣、氧氣、氮氣高壓鋼瓶，調整每口呼吸的氫濃度，達到超過80%。

　　2007年，氫呼吸能有效治療「缺血性腦損傷」的動物試驗成果，被發表在國際頂尖醫學期刊，Nature Medicine（見參考文獻20070507），報告中指出，氫分子是一種具有預防與治療疾病功能的抗氧化醫療氣體，能選擇性清除惡性自由基，如羥自由基（·OH）與過氧化亞硝酸陰離子（ONOO⁻）（詳見Ch 4-2）。補充說明：

A. 劑型：氣體劑型。

B. 劑量：2%（每口呼吸的氫濃度）。

C. 使用方式：呼吸給藥。

Ch.1

Ch.2

Ch.3

Ch.4

Ch.5

Ch.6

Ch.7

Ch.8

Ch.9

Ch.10

Ch.11

Ch.12

Ch.13

Ch.14

Ch.15

D. 產氫技術：第1代產氫技術「高壓鋼瓶」，使用氫氣、氧氣、氮氣高壓鋼瓶，調整每口呼吸的氫濃度，達到2%。

　　氫分子目前在醫學法規的查驗登記上，已有重大進展，包括2016年12月，5年前，日本官方，厚生勞動省，將氫氣吸入列入醫療範疇，讓心跳停止並復甦後的患者在第一時間，吸入2%濃度氫氣，保護腦部功能、大幅降低死亡率（見參考文獻20161201_1、20161201_2）。補充說明：

A. 劑型：氣體劑型。

B. 劑量：2%（每口呼吸的氫濃度）。

C. 使用方式：呼吸給藥。

D. 產氫技術：第1代產氫技術「高壓鋼瓶」，使用氫氣、氧氣、氮氣高壓鋼瓶，調整每口呼吸的氫濃度，達到2%。

E. 日本法規標準

◆ 政府核准「氫分子」屬於醫療氣體。

◆ 認定GMP製程的「高壓鋼瓶」氫分子來源，可供人體使用。

　　補充：日本也有氫呼吸機正在進行大型人體試驗，包含癌症輔助治療、腦部疾病……等，這些機器可望於歷經完整人體試驗，使符合「科學正確」與「法規正確」進入醫療市場，輔助主流醫學。

2020年，中國官方，衛生部藥監局，核准氫呼吸機屬於第三類醫療器材（法規最高等級），輔助用於需住院治療的慢性阻塞性肺病（COPD）患者，合併急性加重期的症狀（呼吸困難、咳嗽、咳痰）（見參考文獻20200204）。補充說明：

劑型：氣體劑型。

A. 劑量：該醫療器材產氫劑量2,000 ml/min。

B. 使用方式：呼吸給藥。

C. 產氫技術：第2.5代產氫技術「電解液電解法」，使用電解液並填充純水，使該醫療器材產氫劑量達到2,000 ml/min。

D. 中國法規標準。

◆ 政府核准「氫呼吸機」屬於第三類醫療器材。

◆ 認定經過GMP製程的「氫呼吸醫療器材」氫分子來源，可供人體使用。

補充：中國也有許多不同品牌的「氫呼吸機」正在開發中，目前進行人體試驗的疾病包含，癌症輔助治療（見參考文獻20190501_1、20190501_2）、腦部疾病、氣喘、抗器官移植排斥……等，這些機器可望於歷經完整人體試驗，使符合「科學正確」與「法規正確」進入醫療市場，輔助主流醫學。

Ch.1
Ch.2
Ch.3
Ch.4
Ch.5
Ch.6
Ch.7
Ch.8
Ch.9
Ch.10
Ch.11
Ch.12
Ch.13
Ch.14
Ch.15

1-2 各國法規觀點

2016年日本官方、2020年中國官方的核准（見參考文獻20200202），意味著這些產品技術符合「科學正確」、「法規正確」，材質需符合生物相容性，只要會接觸到氣體、液體的材質，皆不能使用含有生物毒性/毒化物的材質，對於原料溯源以及原料規格書的嚴格要求，機器需通過該有的電子檢驗，產品需通過GMP製程來製造，針對機器內的「氣、電、水、溫、壓」佈滿許多感測器，過濾系統是必須的，純度則需滿足美國FDA的標準，加上精準定義正確的劑型、劑量、使用方式……等，這一切都是為了「安全第一」，總不能在使用氫分子的同時也攝取到毒化物。

同樣的準則在US FDA（美國食品藥物管理局）、TFDA（台灣衛福部）也是一致的，只是科技在發展的過程，美國、台灣的法規也在成長，目前「氫呼吸機」在日本與中國以外，被認定是家電，需通過家電認證，「氫氣」本身也尚未被定義為醫療氣體，這種情況有點類似大航海時代的前期，就看各方人馬的速度與高度。

依循日本、中國的經驗，我們可以大膽的推測，未來各國會陸續核准氫呼吸機屬於第三類醫療器材，目前各大氧氣機製造商也都磨刀霍霍，關注目前發展最快的幾間新創企業，未來的技術移轉、投資、併購……等活絡的商業活動勢必會在全球發生。

1-3 未來方向與發展

　　許多的難治之症，例如失智症研究（見參考文獻20030310），是個非常困難且越來越受大眾重視的疾病，人類數十年研究至今，尚未有合適的藥物。但是對於這些難治之症，卻有大量「氫分子醫學」的人體試驗（圖1-3.1），除了在日本（見參考文獻20160622、20161215、20170604）、中國大量進行中，在台灣（見參考文獻20200903、20190605）以及其他國家（見參考文獻20151011、20111003、20010425）例如塞爾維亞進行失智症治療、肺炎、肺腺癌治療人體試驗。美國本土於2017/10開啟第一例人體試驗，使用「氫生理食鹽水點滴」治療腦中風、美國哈佛醫學院使用2.4%濃度，氫呼吸治療心臟病、中風（見參考文獻20181106），這些資料都已公開在US FDA的官方網站（ClinicalTrials.gov）（見參考文獻20201001），或是發表在頂尖國際期刊。

Ch.1

Ch.2

Ch.3

Ch.4

Ch.5

Ch.6

Ch.7

Ch.8

Ch.9

Ch.10

Ch.11

Ch.12

Ch.13

Ch.14

Ch.15

1-4 純氫呼吸 V.S 氫氧呼吸

　　科學家們不斷從「藥物毒理學」、「藥物動力學」的角度探討，到底該以「純氫呼吸醫療」，還是「氫+氧共同使用」的方式進行治療，類似鍾南山院士使用來做COVID-19人體試驗的「氫氧呼吸機」，依據全球人體試驗陸續發表的數據顯示，依情況而定。不同的適應症例如「肺損傷」患者，本來血氧濃度就過低，就需要「氫氣+氧氣」同步使用，至於部分疾病，例如哈佛醫學院團隊針對心臟病、腦中風患者設計2.4%濃度，氫呼吸，就只是在每口呼吸中加入2.4%純氫（見參考文獻20181106），並未添加氧氣；另外韓國研究團隊透過喝氫水幫助清除肺以及血中pm 2.5試驗，也只用氫氣，並未加入氧氣（見參考文獻20170929）。我們須了解的是，氫氣是個還原劑，大量、長期使用的情況下（指劑量超過800 ml/min 氫呼吸，每日使用2小時以上），邏輯上若併用氧氣，可避免人體氧化還原失衡。（補充説明：日本用於治療癌末病患使用的「氫氧呼吸機」，劑量就是800 ml/min 氫氣 + 400 ml/min氧氣，每日三小時氫氧呼吸治療）（見附錄3-1第120頁）。

1-5 氫分子三種劑型優劣勢

　　氫分子醫療包含三種劑型，由人體攝取氫分子數與濃度由高到低是「氣體 > 固體 > 液體」（氣體_氫呼吸；固體_口服氫膠囊、氫錠、氫合鈀奈米結晶、氫合矽礦、氫合礦鹽；液體_喝氫水、氫生理食鹽水點滴／針劑、氫水淋浴／沐浴……等），由於吸收途徑不同，生物效應也不同的原理，這些年我們分析大量動物試驗、人體試驗數據後的結論不是「哪種劑型最好？」，而是我們的資料庫已清楚指出「應如何併用三種劑型，達到真實的輔助效果！」（表0-2）。

Ch.1

Ch.2

Ch.3

Ch.4

Ch.5

Ch.6

Ch.7

Ch.8

Ch.9

Ch.10

Ch.11

Ch.12

Ch.13

Ch.14

Ch.15

1-6 氫分子進入主流醫學後之角色定位

　　以上這些突破讓數十年長期接受主流醫學的訓練的我，認定「氫分子」的定義屬於「佐劑（Adjuvant）」，在輔助主流醫學的預防保健方面將有獨特地位，預測未來會改變超過10億人口的生活方式。

圖1-3.1「氫分子醫學」之全球人體試驗項目與法規發展

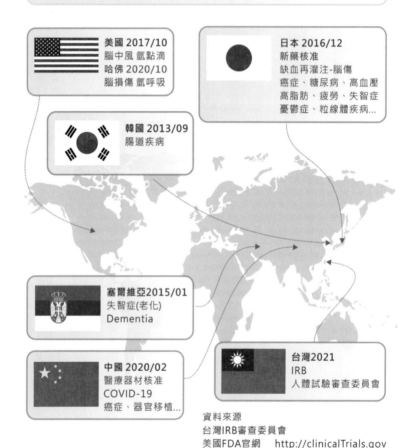

Growth未來潛力

2016/12 日本核准氫分子醫療新藥
2020/02 中國核准氫氧呼吸機第三類醫療器材銷售
2020/10 美國哈佛醫學院開始氫呼吸醫療規模性人體試驗
2021　　台灣IRB人體試驗審查委員會

美國 2017/10
腦中風 氫點滴
哈佛 2020/10
腦損傷 氫呼吸

日本 2016/12
新藥核准
缺血再灌注-腦傷
癌症、糖尿病、高血壓
高脂肪、疲勞、失智症
憂鬱症、粒線體疾病...

韓國 2013/09
腸道疾病

塞爾維亞2015/01
失智症(老化)
Dementia

中國 2020/02
醫療器材核准
COVID-19
癌症、器官移植...

台灣2021
IRB
人體試驗審查委員會

資料來源
台灣IRB審查委員會
美國FDA官網　　http://clinicalTrials.gov
日本厚生省官網 http://www.mlw.go.jp

製表人：Benson、Alvin

Ch 2
氫分子醫療的發展歷史

作者 Benson王光毅

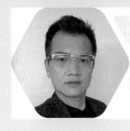

Benson王光毅

專長：

專利／智慧財產權管理、人體試驗執行
臨床試驗法規專家、新事業創辦
美國 PMP 國際專案管理師認證

學經歷：

HOHO Biotech 創辦人
業界生技集團 董事長室 新創事業管理
1. 子宮頸癌—免疫治療疫苗—人體試驗計劃
2. 幹細胞採集／儲存（臍帶血、臍帶、脂肪、成人血液）
3. 台北榮總人骨異體移植組織庫—創辦專案負責人
4. 次單位蛋白質動物疫苗
5. 小分子新藥新創
6. 學名藥廠智權管理
7. 醫療器材開發
國家衛生研究院院長室 專利／技術移轉組
台北榮民總醫院 分子遺傳實驗室
國防醫學院、陽明大學

約137億年前宇宙大爆炸，宇宙的成分含量最多的元素是氫，且比其他所有元素的總和多100倍。因為含量豐沛，在人體元素中，氫佔有高達10%的，參與無數生化反應，包含所謂的「細胞能量工廠」，粒線體，使用氫質子（H^+）電位差來蓄積細胞能量。在後續各項發展後，氫分子醫療逐漸受到重視（圖2.1）。

1766年，Henry Cavendish第一次發現氫氣是一種獨立的物質，比普通空氣輕11倍，Antoine-Laurent de Lavoisier根據這一性質，將其命名為「Hydrogen」。

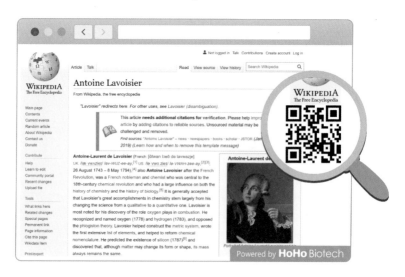

1969年，美國杜克大學的兩位教授Dr. Fridorich、Dr. McCord證實人體內確實有自由基，由此自由基生物學開始蓬勃發展。

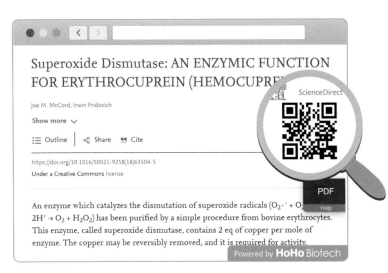

Ch.1
Ch.2
Ch.3
Ch.4
Ch.5
Ch.6
Ch.7
Ch.8
Ch.9
Ch.10
Ch.11
Ch.12
Ch.13
Ch.14
Ch.15

1975年，Dr. Dole等人研究氫呼吸對抗皮膚惡性腫瘤，發表於頂尖科學期刊Science（見參考文獻19751010）。

1993年，美國Abraini發表使用49%氫氣+50%氦氣+1%氧氣用於潛水，可有效防止500米深海潛水的潛水夫病（見參考文獻19930927）。

2001年，Dr. Gharib等人研究氫呼吸治療血吸蟲感染誘導之肝臟纖維化及發炎（見參考文獻20010425）。

2003年，日本醫科大學，老人病研究所太田成男教授（Dr. S. Ohta），成立氫分子醫學研究中心。

2007年，2%氫濃度，氫呼吸治療，針對缺血再灌注（Ischemia and reperfusion）的腦損傷，有效保護腦細胞之功能，發表於頂尖科學期刊Nature（見參考文獻20070507）。

2014年，美國FDA核准氫氣添加在食品中，純度必須達到99.995%（4N5）（見附錄2-1、參考文獻20141128）。

2016年，日本官方核准氫分子為醫療氣體，屬於先進醫療B類（見附錄2-2、參考文獻20161201_1、20161201_2）。

2020年2月，中國藥監局核准氫+氧呼吸機（國械注准：20203080066），用來治療肺損傷，慢性阻塞性肺病（Chronic obstructive pulmonary disease, COPD）（見附錄2-3、參考文獻20200202）。

2020年10月，美國哈佛醫學院團隊，於波士頓兒童醫院啟動氫呼吸機Phase I人體試驗，試驗編號：NCT04046211（見附錄2-4、參考文獻20201001）。

目前，美國、台灣在法規認定氫分子，不屬於醫療氣體，沒有療效，依照類型分為：

A. 氫呼吸機、氫水機，在法規上被認定為一般家電，應通過主管機關的電檢審查（電性、磁性安規）。

B. 氫膠囊，在法規上屬食品，應通過衛福部相應的查驗登記法規審查取得字號。

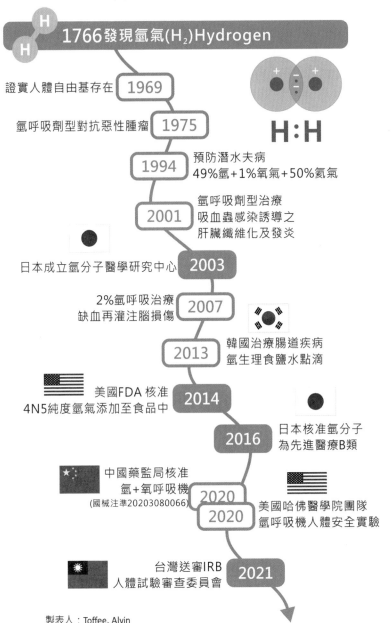

Ch.1
Ch.2
Ch.3
Ch.4
Ch.5
Ch.6
Ch.7
Ch.8
Ch.9
Ch.10
Ch.11
Ch.12
Ch.13
Ch.14
Ch.15

圖2.1 氫分子醫療發展歷史

1766發現氫氣(H₂)Hydrogen

H:H

證實人體自由基存在 1969

氫呼吸劑型對抗惡性腫瘤 1975

1994 預防潛水夫病
49%氫+1%氧氣+50%氦氣

氫呼吸劑型治療
2001 吸血蟲感染誘導之
肝臟纖維化及發炎

日本成立氫分子醫學研究中心 2003

2%氫呼吸治療
缺血再灌注腦損傷 2007

2013 韓國治療腸道疾病
氫生理食鹽水點滴

美國FDA 核准 2014
4N5純度氫氣添加至食品中

日本核准氫分子
2016 為先進醫療B類

中國藥監局核准
氫+氧呼吸機 2020
(國械注準20203080066) 2020 美國哈佛醫學院團隊
氫呼吸機人體安全實驗

台灣送審IRB 2021
人體試驗審查委員會

製表人：Toffee、Alvin

Ch 3
氫分子的特性

作者 James 王天佑

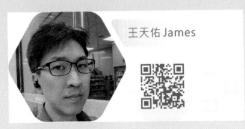

James 王天佑
專長：

系統工程管理

設備可靠度安全驗證

品質系統建構管理

化學殘留及重金屬污染檢測

學經歷：

HOGO Force創辦人

人機系統智能整合學會 理事

社團法人時代科技學術研究協會 理事

中華創新未來協會 理事

美國PMP 國際專案管理師認證

CRE可靠度工程師認證

ISO 9001 品質系統主導稽核認證

化工 乙級技術士認證

工業工程與管理學 碩士

化學工程 學士

3-1 物理學特性

　　氫分子（H$_2$）位於元素週期表左上角，由兩個質子、兩個電子組合而成，是全宇宙含量最豐富，且最小的穩定分子，因此，在生物體中能夠輕易地進入血液循環全身，並輕易的穿過一般藥物及營養素無法穿過的血腦障壁，進入骨骼、腦、全身器官及組織細胞。

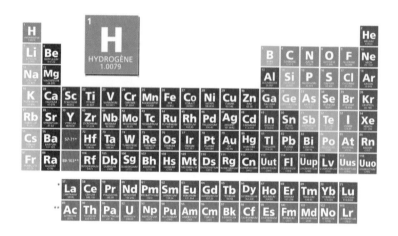

　　由於氫分子（H$_2$）極小、且穩定，因此同時具有脂溶性與水溶性，所謂的雙親和性（雙親性）特質，可輕易溶解於水或油脂，換而言之，氫分子能輕易的深入細胞膜、粒線體甚至細胞核，並保護他們（見參考文獻20110101）。補充：由於氫分子能輕易進入粒線體，甚至有文獻指出氫分子具有驅動細胞能量的特性（見參考文獻20170307）（圖3-1.1）。

Ch.1

Ch.2

Ch.3

Ch.4

Ch.5

Ch.6

Ch.7

Ch.8

Ch.9

Ch.10

Ch.11

Ch.12

Ch.13

Ch.14

Ch.15

圖3-1.1 氫分子特性

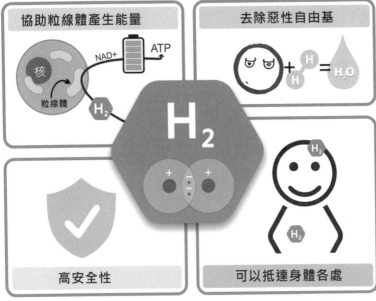

製表人：Toffee、Alvin

3-2 化學特性

　　氫氣是一種無色、無味、無臭、無毒的可燃性氣體，相較於被普遍使用的液化石油氣（Liquefied petroleum gas, LPG）來說，氫氣是更安全的氣體（圖3-2.1）。

　　氫（H_2）與氧氣（O_2）混合後點火，會燃燒、爆炸的特性是人類熟知的，其中最知名的歷史事件是，德國的興登堡號飛船（LZ 129 Hindenburg）爆炸事件，該船注入200,000立方公尺的巨量氫氣，使飛船浮起，於1937年爆炸燒毀。

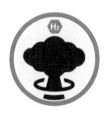

　　探討至此，我們回到幾個基本的化學反應條件來探討此問題：

1. 氫（H_2）、氧（O_2）的「混合」。
2. 氫氣的巨量「累積」。
3. 氫連鎖反應「濃度」，4%以上。
4. 外加「火源」。

只要任何一項消失，氫氣就完全無法燃燒。

　　因此只要在適當條件控制下，氫氣的運用是絕對安全無虞的，甚至在2014年已被美國食品藥物管理局（FDA）第520號文件列為安全之食品添加劑，可作為食品及藥物添加及加工使用（圖3-2.2）。

Ch.1

Ch.2

Ch.3

Ch.4

Ch.5

Ch.6

Ch.7

Ch.8

Ch.9

Ch.10

Ch.11

Ch.12

Ch.13

Ch.14

Ch.15

圖3-2.1氫氣、天然氣及液化石油氣之安全特性比較

安全特性	氫氣	天然氣(甲烷)	液化石油氣(LPG)
常溫 293.15K 常壓 1atm 下之密度(kg/m3)	0.0838	0.6512	1.8700
自燃溫度(K)	858	813	760
空氣中最小自燃能量(mJ)	0.02	0.29	0.26
空氣中之自燃上下限(體積分率%)	4...75	5.3...15.0	2.1...9.5
空氣中之火焰溫度(K)	2318	2148	2385
空氣中之爆炸上下限(體積分率%)	13...59	6.3...14	1.95...9.0
空氣中之爆炸速度(km/s)	2.0	1.8	1.85
爆炸壓力(bar)	14.70	16.80	18.25
常溫 293.15K 常壓 1atm 下之定壓比熱(J/gK)	14.89	2.22	1.67
空氣中完全燃燒之化學劑量比(體積分率%)	29.53	9.48	
最大熱容量(kJ/g)	141.86	55.53	
爆炸能力(g TNT 黃色炸藥/kJ)	0.17	0.19	
空氣中延燒特性	往上	往上	往下

圖3-2.2 美國食品藥物管理局（FDA）將氫氣列為安全之食品添加劑

April 28, 2014

Office of Food Additive Safety
Division of Biotechnology and GRAS Notice Review, (HFS-255)
Center for Food safety and Applied Nutrition
Food and Drug Administration
5100 Paint Branch Parkway
College Park, MD 20740

RECEIVED

MAY 14 2014

OFFICE OF
FOOD ADDITIVE SAFETY

GRN 000520

To whom it may concern,

In accordance with the 21 CFR 170.36 (62 FR18937; April 17, 1997), MitoGene Beverage Company, LLC hereby provides notice of a claim that the use of **molecular hydrogen** (H_2) solubilized in water is generally recognized as safe (GRAS) and therefore exempt from the premarket approval requirement of the Federal Food, Drug and Cosmetic Act. Based upon scientific data and information, including that in the attached documents, MitoGene Beverage Company has determined, that molecular hydrogen solubilized in water is general recognized as safe. The data and information that are the basis for this GRAS determination are available for the Food and Drug Administration's (FDA) review and copying at reasonable times at the address specified below in the "Information About the Notifier" section, or will be sent to the FDA upon request. As required, three copies of the notification, including supporting documentation, are provided.

If you have any questions regarding this notification, please feel free to contact any one of the submitters listed here. Thank you very much for your time and consideration.

Sincerely,

04/28/2014

Dr. Cody C. Cook, Ph.D., M.D.
Founder, MitoGene, LLC
Cody.Cook@Gmail.com
501-258-3079

Apr. 28, 2014

Dr. Drew R. Jones, Ph.D.
Co-Founder, MitoGene, LLC
DrewRJones@Gmail.com
505-250-9921

Enclosures

Ch.1

Ch.2

Ch.3

Ch.4

Ch.5

Ch.6

Ch.7

Ch.8

Ch.9

Ch.10

Ch.11

Ch.12

Ch.13

Ch.14

Ch.15

3-3 生化學特性

氫分子經人體試驗無生物毒性，因為極為安全，曾應用於潛水呼吸領域並與氧氣混合使用；另依2014美國FDA氫分子食品添加安全標準，氫純度必須達到99.995%（見參考文獻20141128）。

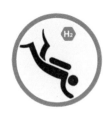

氫分子因具有溫和的還原劑特性，人體使用後，在不改變人體氧化還原特性、血液酸鹼值狀態下，同時不會造成人體正向功能性自由基（一氧化氮等）消除，目前氫分子已被多國政府核准於人體使用（見參考文獻20070507）。

Ch 4
細胞層次的作用機轉分析

作者：Toffee鄒文心、Benson王光毅

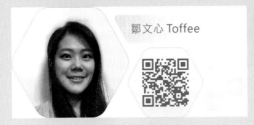

鄒文心 Toffee

Toffee 鄒文心

HOHO Biotech派駐 英國 倫敦

專長：

天然藥物產品生產、法規、質量控制
中草藥標準制定
中草藥、植物化學分析
藥用植物學

現任：

和合生醫科技股份有限公司（HOHO Biotech Co., LTD）
董事長室 研發管理特別助理

學經歷：

英國倫敦大學 UCL 碩士
中興大學森林系 碩士
英國皇家植物園 Kew Garden 數據處理研究員
英國 The Institute of Chinese Medicine 中藥配藥員
中國醫藥大學 張永勳教授實驗室 研究助理

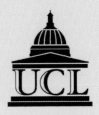

氫分子三種劑型至人體內的吸收途徑不同，藥物動力學有所差異，因此影響作用機轉（詳見Ch13），而氫分子在進入體內後，細胞層次的作用機轉如下：

表4.1 氫分子醫學作用機制，對應國際研究報告

	作用機制 (Mechanism)	國際研究報告 (Reference)
A	訊息傳遞 基因表現	20110520 20120215 20140424 20151019 20160801 20160819 20170615 20170829 20190624
B	壓力過大 自由基暴增 促進氧化 促進發炎	20160801 20170906
C	細胞死亡或凋亡 神經失調 內分泌失調 免疫失調	20140424 20151019 20160801 20160819 20170829 20180122 20180806 20190624
D	神經心理疾病 神經退化性疾病	20110520 20120215 20170615 20170906 20180122
E	癌症 器官移植、排斥反應	20110520

圖4.1 氫分子醫學作用機制圖

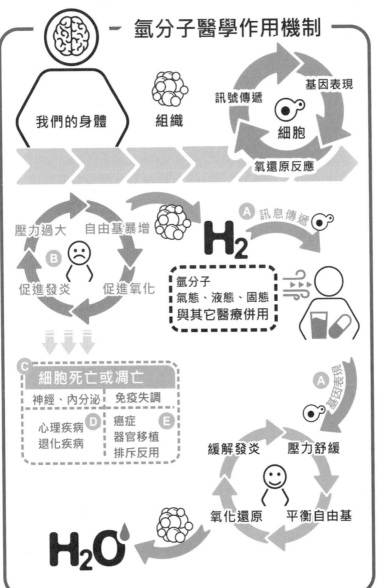

Ch.1

Ch.2

Ch.3

Ch.4

Ch.5

Ch.6

Ch.7

Ch.8

Ch.9

Ch.10

Ch.11

Ch.12

Ch.13

Ch.14

Ch.15

/ 59

4-1 抗發炎反應（Anti-inflammation）

4-1.1 氫分子對細胞激素（Cytokine）的調節

細胞激素為一系列協調免疫系統的訊號分子，包含由白血球分泌之介白素（Interleukin, IL）、巨噬細胞分泌之腫瘤壞死因子（Tumor necrosis factors, TNF）、干擾素（Interferon, INF）、趨化因子（Chemokins）以及其他發炎相關因子。其中，介白素及腫瘤壞死因子與癌症發展有密切的關係，因此透過補充氫分子，不僅能調控細胞激素，產生抗發炎效用來降低多種發炎相關疾病的發生，甚至可能預防癌症（見參考文獻20190806）。

A. 介白素（Interleukin, IL）

氫分子能抑制多種促發炎介白素的表現，並同時提升多種抗發炎介白素的表現（表4-1.1）（見參考文獻20140424、20170502、20180315、20180510、20180924、20190517）。

B. 腫瘤壞死因子（Tumor necrosis factors, TNF）

TNF-a為內源性致熱源，能夠於發炎反應時造成發熱現象，並促使細胞凋亡。氫分子能調降TNF-a的表現，減緩發炎及細胞凋亡（見參考文獻20180315、20190730）。

C. 干擾素（Interferon, INF）

氫分子能降低（INF）-γ促炎因子的表達（見參考文獻20140424）。

Ch.1

Ch.2

Ch.3

Ch.4

Ch.5

Ch.6

Ch.7

Ch.8

Ch.9

Ch.10

Ch.11

Ch.12

Ch.13

Ch.14

Ch.15

表4-1.1氫分子調控之介白素的主要功能

	介白素	H_2 調控	功能
促發炎	IL-1β	↓	刺激T cells，增強殺手細胞（NK cells）活性
	IL-6		刺激B cells增殖，活化T cells
抗發炎	IL-10	↑	下調輔助型T細胞1（T Helper 1 Cells, Th1）因子，降低巨噬細胞活性，抑制其他細胞因子如IFN-γ, IL-12
淋巴及 T cells調節	IL-4	↓	刺激B cells增殖，並且分化免疫球蛋白E（Immunoglobulin E, IgE）引起過敏反應，誘導T cells 分化成輔助型T細胞2（T Helper 2 Cells, Th2），促進巨噬細胞吞噬作用
	IL-5	↓	促進B cells及嗜酸性球（Eosinophil）的成熟，促使免疫球蛋白A（Immunoglobulin A, IgA）合成
	IL-13	↓	刺激B cells增殖並分化IgE引起過敏反應，抑制Th1及其他巨噬細胞炎症因子（如IL-6）的產生
其他	IL-17	↓	促進其他促炎因子及血管增生
	IL-23		維持IL-17生成

D. 趨化因子（Chemokins）

趨化因子配體2（C-C Motif Chemokine Ligand 2, CCL2）容易受到氫氧自由基的誘導而增加，並能聚集單核球及樹突細胞至發炎處。氫分子能降低CCL2的表達，進而減緩與之相關之疾病的發生（如牛皮蘚及類風濕性關節炎等）（見參考文獻20080620）。

趨化因子15（Chemokine（C-X-C motif）ligand 15, CXCL15）於小鼠中發現，能聚集嗜中性球（Neutrophils）至發炎處，氫分子能抑制CXCL15進而影響嗜中性球細胞浸潤（見參考文獻20180315）。

介白素-8（Interleukin-8, IL-8）又稱CXCL8，為嗜中性球的趨化因子，能調節發炎反應及促進血管增生。氫分子能調降CXCL8，減緩 H_2O_2 誘導之促炎因子（見參考文獻20180510）。

4-1.2　氫分子對其他發炎相關因子的調節

氫分子藉由調節其他發炎相關因子達到間接性的抗發炎反應（表4-1.2）（見參考文獻 20140424、20150619、20150804、20161030、20170502、20190517、20190617、20190730、20200206）。

Ch.1

Ch.2

Ch.3

Ch.4

Ch.5

Ch.6

Ch.7

Ch.8

Ch.9

Ch.10

Ch.11

Ch.12

Ch.13

Ch.14

Ch.15

表4-1.2 氫分子調控其他發炎相關因子的主要功能

發炎相關因子	H₂ 調控	功能
細胞核因子（Nuclear factor kappa-light-chain-enhancer of activated B cells, NF-κB）		NF-κB的調控與癌症、炎症、自體免疫疾病、感染性休克、病毒感染、免疫發育及記憶過程有關。
激活T細胞的核因子（The nuclear factor of activated T cells, NFAT）		能增加炎症介質的轉錄，導致肺動脈的炎症血管重塑和平滑肌細胞的增殖。
磷酸化信號轉導和轉錄激活因子3（Phosphorylated signal transducers and activators of transcription-3, STAT3）		與細胞生長和存活相關的細胞質轉錄因子，協助輔助型T細胞17（T Helper 17 Cells, Th17）的分化。
高遷移率族蛋白1（High mobility group box 1, HMGB-1）		外周元神經損傷造成之異常發炎反應，會誘導HMGB-1釋放，導致神經性疼痛。
免疫球蛋白E（Immunoglobulin E, IgE）		人血清中含量最少的免疫球蛋白，含量異常會造成過敏反應

蛋白質	功能
I 型血管細胞黏附蛋白（Vascular cell adhesion protein 1, VCAM-1）	調控細胞黏附分子至內皮細胞黏附，促進白細胞與內皮細胞交互作用，過多會導致內皮功能屏障障礙，進而破壞炎症反應，導致敗血病。
細胞間附著分子（Intercellular cell adhesion molecule-1, ICAM-1）	
賀爾蒙飢餓（Ghrelin）	由胃腸分泌，增加飢餓感。
纖維母細胞生長因子21（Fibroblast Growth Factor, FGF21）	刺激脂肪酸與葡萄糖代謝，驅動細胞能量。
乙型轉化生長因子（Transforming growth factor beta, TGF-β）	TGF-β 調節多種類型細胞的生長、黏附及分化。
基質金屬肽酶 12（Matrix metalloproteinase-12, MMP-12）	MMP-12/TIMP-1的平衡在慢性阻塞性肺疾病（Chronic obstructive pulmonary disease, COPD）發病機制中佔有重要地位（見參考文獻20120206）氫分子能夠調節此平衡，降低COPD發病率。

金屬肽酶抑製劑 1（TIMP Metallopeptidase Inhibitor 1, TIMP-1）

Ch.1

Ch.2

Ch.3

Ch.4

Ch.5

Ch.6

Ch.7

Ch.8

Ch.9

Ch.10

Ch.11

Ch.12

Ch.13

Ch.14

Ch.15

4-2. 抗氧化反應（Anti-oxidation）

4-2.1　自由基與氧化壓力（Oxidative stress）

自由基指帶有不成對電子的分子或原子（見參考文獻20111226），這些未成對電子會去搶奪其他物質的電子而使自己安定，因此自由基具有極不穩定和極高活性等特性。而被搶走電子的分子也成為不穩定的自由基，再去搶奪其他分子，併發一連串連鎖的反應（圖4-2.1）。

圖4-2.1自由基反應鏈圖

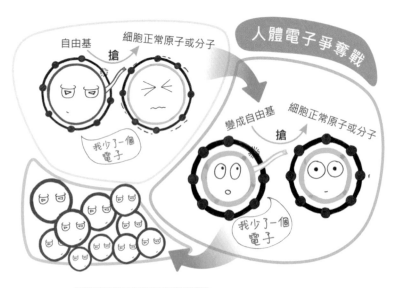

Ch.1

Ch.2

Ch.3

Ch.4

Ch.5

Ch.6

Ch.7

Ch.8

Ch.9

Ch.10

Ch.11

Ch.12

Ch.13

Ch.14

Ch.15

常見自由基包括羥自由基（Hydroxyl radical, ·OH）、超氧陰離子（Superoxide, ·O^{2-}）、一氧化氮（Nitric oxide, ·NO）及過氧化物自由基（Peroxyl, ·ROO）等。而其他分子包括單態氧（Single oxygen, $^1O_2$）、臭氧（Ozone, O_3）、過氧化氫（Hydrogen peroxide, H_2O_2）、過氧化亞硝酸陰離子（Peroxynitrite, $ONOO^-$）等，雖然不是自由基，但是容易於人體內造成自由基反應，因此一般來説「活性氧自由基（Reactive oxygen species, ROS）」不僅包含常見自由基，也含概上述所提之分子（見參考文獻20120215）。

外在環境容易使人體產生自由基，例如空氣污染、紫外線、輻射線、食品添加物（如生長激素、抗生素、農藥）等。另外，行為及內在心理壓力，例如飲酒過度、運動過度、熬夜及焦慮等，則是內源性的自由基來源（見參考文獻20120215）。其實，人體中自由基最大的來源為氧氣，氧氣在進入體內後參與細胞呼吸作用，提供人體所需能量，但是在這些生化過程中會造成氧分子共價鍵斷裂，或是未反應之氧氣（約2%）逸散，形成ROS（圖4-2.2），例如在人體內，亞鐵離子（Fe^{2+}）與H_2O_2之間形成的芬同作用（Fenton reaction）能形成羥基離子（Hydroxide ion, OH^-）和·OH（見參考文獻20120215）。而·OH具有強烈的氧化能力（也就是搶奪電子的能力），並且易於擴散到體內各處，隨機性的破壞細胞、遺傳因子、蛋白質及脂肪等，導致細胞損傷及細胞凋亡（見參考文獻20181106）。

圖4-2.2體內自由基的產生與消除（見參考文獻 20210224）

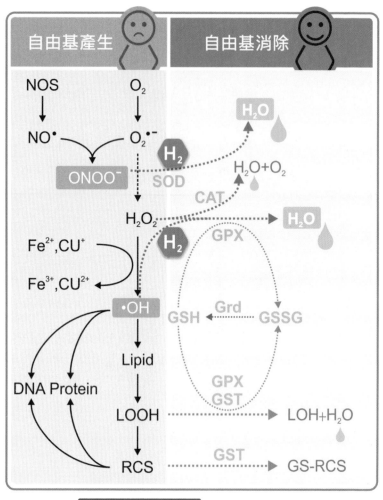

Ch.1

Ch.2

Ch.3

Ch.4

Ch.5

Ch.6

Ch.7

Ch.8

Ch.9

Ch.10

Ch.11

Ch.12

Ch.13

Ch.14

Ch.15

縮寫註釋：一氧化氮合成酶(Nitric oxide synthase, NOS)、超氧化物歧化酶(Superoxide dismutase, SOD)、過氧化氫酶(Catalase, CAT)、 榖胱甘肽過氧化物酶(Glutathione peroxidase, GPX)、榖胱甘肽還原酶(Glutathione reductase, GRd)、榖胱甘肽 (Glutathione, GSH)、榖胱甘肽二硫化物(Glutathione disulphide, GSSG)、胱甘肽S-轉移酶 (Glutathione S-transferase, GSTH)、脂質醇(Lipid alcohol, LOH)、脂質氫過氧化物 (Lipid hydroperoxides, LOOH)。

　　自由基在人體內佔有重要地位，並依照其活性，能分為良性自由基及惡性自由基（圖4-2.3）。在低濃度下，多數自由基參與細胞增殖、凋亡，以及作為免疫反應之細胞訊號傳遞因子，例如 $^1O_2$ 能誘導細胞凋亡之蛋白酶（見參考文獻20000602），·NO則具有修復及調節血管的功能（見參考文獻20070101）。正常狀況下，人體內同時也會產生抗氧化酶來消除自由基，但當自由基產量增加，則會引發一系列連鎖反應，生成過量或是產生毒性較強的惡性自由基，這樣的情況則稱為「氧化壓力（Oxidative stress）」（見參考文獻20120215），體內氧化壓力過高時，自由基會破壞細胞、遺傳因子、蛋白質及脂肪等（圖4-2.4），造成各種疾病，例如高血壓、糖尿病、敗血症、癌症、血液疾病、肺部疾病、神經疾病（如失智症、帕金森氏等）、類風濕性關節炎、腸胃炎、胰臟炎、動脈粥樣硬化、白內障等。

圖4-2.3自由基相對活性（見參考文獻 20140424）

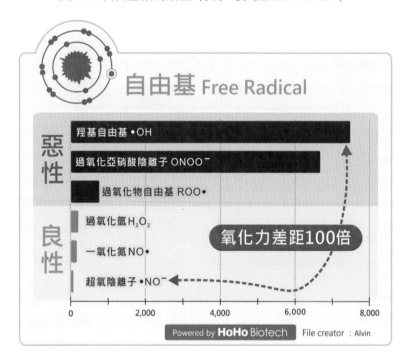

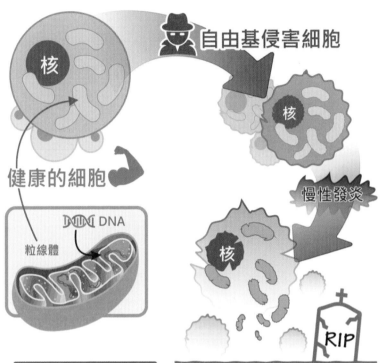

圖4-2.4 自由基與氧化傷害（Liang-Min Tsai 製作）

Ch.1

Ch.2

Ch.3

Ch.4

Ch.5

Ch.6

Ch.7

Ch.8

Ch.9

Ch.10

Ch.11

Ch.12

Ch.13

Ch.14

Ch.15

4-2.2　氫分子抗氧化作用

　　氫分子是高選擇性抗氧化劑，可以清除最具毒性及損害性的惡性自由基（OH⁻ 及ONOO⁻），同時避免清除掉身體中之良性自由基。

　　A. 氫分子直接消除·OH（見參考文獻20140424）

　　氫分子能夠影響上述產生 ·OH 的芬同反應，主要方式為提高過氧化氫酶（CAT）濃度，減少反應所需的H_2O_2，降低·OH產量。另外，·OH通常於生物膜上起始一連串自由基反應，造成細胞損傷，而氫分子能夠在脂質相中積累，尤其不飽和脂質區域，此為·OH作用起始處，因次能夠有效減少·OH，並且不影響其他良性自由基，如下列反應式（見參考文獻20201215）：

$$H_2 + 2 \cdot OH => 2\ H_2O$$

　　B. 氫分子直接消除ONOO⁻（見參考文獻20140424, 20070507）

　　ONOO⁻能修飾蛋白質上的酪氨酸（Tyrosine）並形成硝基酪氨酸（Nitrotyrosine），而許多動物實驗顯示任何劑型之氫分子都能夠降低硝基酪氨酸，因此氫分子可以藉由影響此反應，降低蛋白質上的硝基酪氨酸產出。

Ch.1

Ch.2

Ch.3

Ch.4

Ch.5

Ch.6

Ch.7

Ch.8

Ch.9

Ch.10

Ch.11

Ch.12

Ch.13

Ch.14

Ch.15

C. 調節基因表現，間接消除氧化傷害

氫分子可利用間接刺激抗氧化系統中物質來減少氧化壓力，包含血紅素加氧酶-1（hemeoxygenase-1, HO-1）、超氧化物歧化酶（SOD）、過氧化氫酶（CAT）、髓過氧化物酶（Myeloperoxidase）及核轉錄因子（Nrf2）。其中，Nrf2已被發現具抗氧化壓力功能，因其可誘導許多不同抗氧化反應酶。氫分子可促進Nrf2活化，增強抗氧化物產物（見參考文獻20130516）。另外，氫分子也能夠藉由下調NADPH氧化酶來減少有害自由基的產生。

4-2.3　常見之氧化壓力檢驗指標

許多疾病都與氧化壓力有關，因此透過化壓力檢驗分析（表4-2.1），能夠評估自身的抗氧化能力，並提早預防疾病發生。

表4-2.1長庚醫院抗氧化壓力檢驗套組（詳見長庚醫院網站 https://www1.cgmh.org.tw/healthpromotion/service/s0100-3910-5.htm）

檢查項目		檢查目的
血漿抗氧化指數 (TAC)	血漿總和抗氧化能力	測量血漿中非酵素類抗氧化物總體的抗氧化能力，檢驗值越高表示總體的抗氧化能力越好。
細胞抗氧化指數 (GPX)	麩胱甘肽過氧化物酵素	測量細胞內主要保護細胞不受自由基攻擊的水溶性抗氧化酵素，檢驗值越高表示抗氧化保護能力越好。
DNA 損傷指數 (8-OHdG)	8-氫氧 2'-去氧鳥糞核糖	測量細胞內 DNA 被氧化傷害之程度，檢驗值越高表示體內 DNA 被氧化傷害越嚴重，檢驗值越低越好。
脂質氧化及發炎指數(MPO)	骨髓過氧化酵素	了解目前體內脂質氧化及發炎程度，檢驗值越高表示體內氧化壓力的程度越高，檢驗值越低越好。

Ch.1

Ch.2

Ch.3

Ch.4

Ch.5

Ch.6

Ch.7

Ch.8

Ch.9

Ch.10

Ch.11

Ch.12

Ch.13

Ch.14

Ch.15

4-3 調節細胞凋亡（Apoptosis）

4-3.1　何謂細胞凋亡

　　細胞凋亡為細胞主動發起之程序性死亡，主要用於控制細胞數量及組織大小，例如大家所熟知皮膚表皮細胞的替換。細胞凋亡能通過外在或是內部訊號觸發，並由許多不同分子途徑執行，一般來說細胞凋亡由以下方式觸發（見參考文獻20190806）：

A. 激發細胞表面的死亡受體（如Fas, TNF receptors等）。

B. 抑制細胞存活訊號，如表皮生長因子（Epidermal growth factor receptor, EGF receptor）、絲裂原活化蛋白激酶（Mitogen-activated protein kinase, MAPK；包含p38, ERK及JNK）、磷酸肌醇3-激酶（Phosphatidylinositol 3-kinases, PI3Ks）等。

C. 活化B細胞淋巴瘤蛋白（B-cell lymphoma-2, Bcl-2）家族能促凋亡的蛋白，或下抑制其他抗凋亡蛋白。

4-3.2　氫分子對於細胞凋亡的調節

　　氫分子透過調節影響細胞凋亡相關酶的表現來調節細胞凋亡（見參考文獻20190806），例如：

A. 抑制細胞凋亡因子（Pro-apoptosis factors），如Bcl-2相關X蛋白（Bcl-2-associated X protein, Bax）, 胱天蛋白酶（Casapase 3, casapase 8 及 casapase 12）

B. 促進抗細胞凋亡因子（Anti-apoptosis factor），如Bcl-2, Bcl-x1

Ch.1

Ch.2

Ch.3

Ch.4

Ch.5

Ch.6

Ch.7

Ch.8

Ch.9

Ch.10

Ch.11

Ch.12

Ch.13

Ch.14

Ch.15

4-4 粒線體活化

4-4.1 粒線體的功能

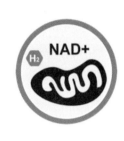

粒線體為人體的主要發電廠，存在於每個細胞當中，它能透過呼吸作用，驅動氫質子（Hydrogen protone, H^+）進出內膜之膜電位差，因而產生能量（ATP），供給細胞能量進行各項活動或是新陳代謝（圖4-4.1）。人體呼吸所含之90-95%的氧氣都會參與粒線體的呼吸作用，這期間同樣會造成各種自由基的增加，一般來說人體內也同時會合成抗氧化劑來消滅這些自由基，但隨著環境或飲食生活改變，年齡增加等，體內自由基逐漸增加，造成更多氧化傷害，以及各種疾病的發生。另外，呼吸作用中的檸檬酸循環，有許多輔酶參與，其中，菸鹼醯胺腺嘌呤二核苷酸（NAD^+）更是不可或缺的角色，近年來，補充NAD^+與抗老化的關係也逐漸被強調（見參考文獻20201222）。

圖4-4.1 粒線體的功能

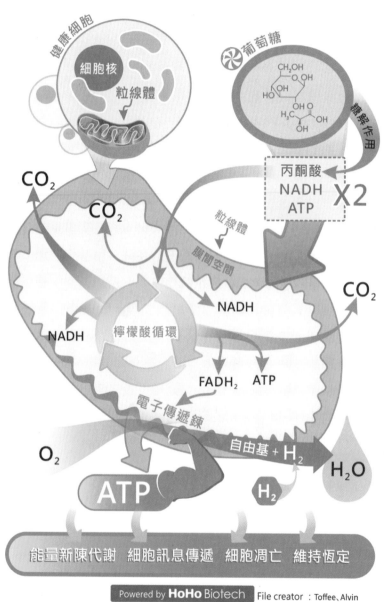

Powered by **HoHo** Biotech　File creator：Toffee、Alvin

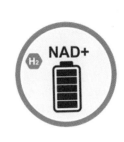

4-4.2 氫分子對於粒線體的作用

　　氫分子通過保持線粒體膜電位（見參考文獻20151018），以及減輕粒線體腫脹來改善粒線體機能（見參考文獻20120209）。同時也能夠活化PGC-1a分子（見參考文獻20200206）來提高粒線體的運作（見參考文獻20181026）。

　　另外，粒線體機能不足也會導致免疫系統中T細胞出現較多PD-1，使T細胞功能下降，導致免疫力下降，因此透過氫分子補充也能間接改善體內T細胞機能。

Ch.1
Ch.2
Ch.3
Ch.4
Ch.5
Ch.6
Ch.7
Ch.8
Ch.9
Ch.10
Ch.11
Ch.12
Ch.13
Ch.14
Ch.15

4-5 其他因子的調節

　　氫分子也能調節其他因子，來達到減緩疾病之效用，但能需更多證據證明。包括血管內皮生長因子（Vascular endothelial growth factor, VEGF）（見參考文獻20151011）、膠質原纖維酸性蛋白（Glial fibrillar acidic protein, GFAP）及誘導細胞保護性的熱休克蛋白（Heat shock proteins, HSPs）。

Ch 5
氫分子之日本與台灣應用場景

作者：小松リコ、Mary馬莉文、Hailie周夏妡、Benson王光毅

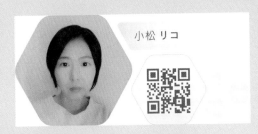

小松リコ

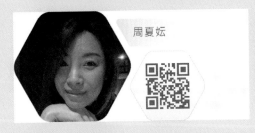

Hailie 周夏妡
（氫分子臨床試驗 計畫助理）

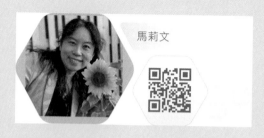

馬莉文

Mary馬莉文

專長：

財務金融
食品安全管制系統HACCP合格
健康管理師檢定合格

現任：

迴鄉有機事業股份有限公司　總經理

學經歷：

逢甲大學 會計系
清華大學 財務金融碩士專班
聖堡營造股份有限公司　董事長秘書
迴鄉有機生活農場　活動組
苗栗縣有機農業生產合作社　總幹事
迴鄉有機事業股份有限公司　總經理室副總
甘露蔬食餐飲股份有限公司　財務部副總

Ch.1

Ch.2

Ch.3

Ch.4

Ch.5

Ch.6

Ch.7

Ch.8

Ch.9

Ch.10

Ch.11

Ch.12

Ch.13

Ch.14

Ch.15

5-1 氫分子使用劑型

作者：Hailie 周夏妘、Benson 王光毅

　　氫保健發源自日本，在日本已經是全民運動，也因此，這五年來HOHO Biotech分別於日本、台灣、美東、美西打下基礎、建立團隊與辦公室。

　　在日文中「水素」就是「氫分子（H_2）」，水素水=氫水，水素膠囊=氫膠囊，經過數十年的發展，水素商品大致能區分成「固體、液體、氣體」三總類別：

A. 水素膠囊（固體）

B. 水素水（液體）：包裝氫水、氫水杯、氫水機、氫水沐浴、氫水針劑、氫水點滴（圖5-1.1）。

C. 氫呼吸（氣體）：純氫呼吸機（H_2）、氫氧呼吸機（H_2+O_2）。

圖5-1.1 氫分子液態產品

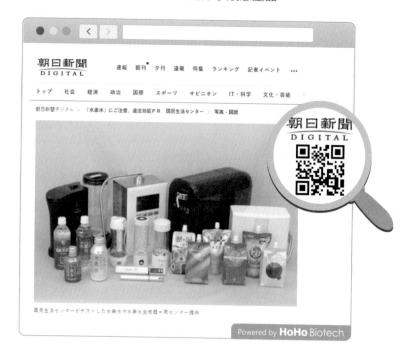

Ch.1

Ch.2

Ch.3

Ch.4

Ch.5

Ch.6

Ch.7

Ch.8

Ch.9

Ch.10

Ch.11

Ch.12

Ch.13

Ch.14

Ch.15

5-2 氫分子使用場所及範例

作者：小松リコ、Hailie 周夏妘、Benson 王光毅

　　針對不同使用氫分子之場所，也會有不同劑型，可分為下方幾種：

　　A. 水素水加水站（圖5-2.1）：使用水素水

圖5-2.1 水素水加水站

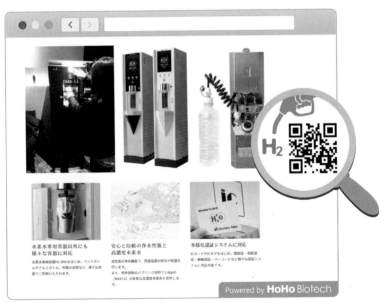

B. 氫呼吸SPA館、體驗站、氫瑜伽教室：使用水素水、
氫呼吸、氫膠囊（圖5-2.2）。

圖5-2.2 氫呼吸SPA館、體驗站、氫瑜伽教室
（詳見https://www.youtube.com/watch?v=ar9w-5FQ8X4）

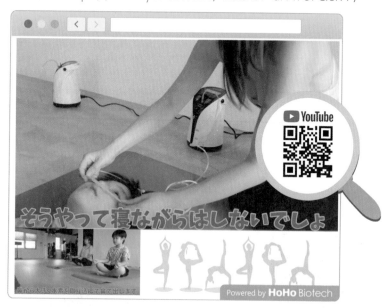

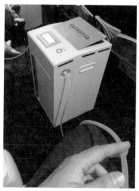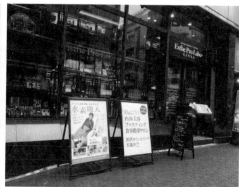

Ch.1

Ch.2

Ch.3

Ch.4

Ch.5

Ch.6

Ch.7

Ch.8

Ch.9

Ch.10

Ch.11

Ch.12

Ch.13

Ch.14

Ch.15

C. 診所：使用氫生理食鹽水點滴／針劑注射

（圖5-2.3、圖5-2.4）、高壓氧+氫呼吸、氫氧呼吸、

氫膠囊。

圖5-2.3在日本親自體驗注射氫生理食鹽水
（詳見https://ek21.com/news/3/16799/）

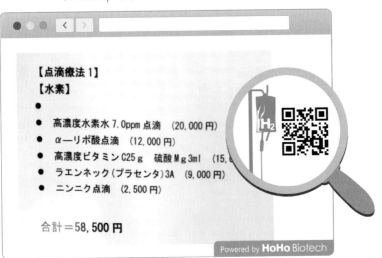

図5-2.4氫生理食鹽水製法
（詳見https://kknews.cc/zh-mo/news/vlome54.html）

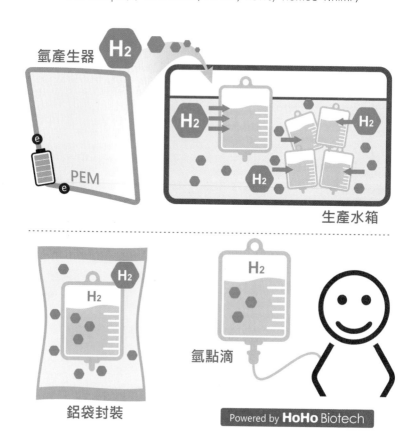

Ch.1

Ch.2

Ch.3

Ch.4

Ch.5

Ch.6

Ch.7

Ch.8

Ch.9

Ch.10

Ch.11

Ch.12

Ch.13

Ch.14

Ch.15

D. 醫院：使用氫生理食鹽水點滴／針劑注射、高壓氧+
氫呼吸、氫氧呼吸、氫膠囊（圖5-2.5、圖5-2.6、圖
5-2.）。

日本因為已將氫分子認定為醫療氣體，因此各醫療體系
已開始使用，並且進行許多人體臨床試驗。目前已經有許多
氫分子使用之案例，如下：

1. 日本熊本縣免疫統合醫療中心赤木純兒院長，以氫氧
呼吸機搭配免疫療法，進行癌末患者整合治療。（詳
見https://kc-iimc.jp/ch/treatment/#method）

圖5-2.5 日本氫氣免疫療法

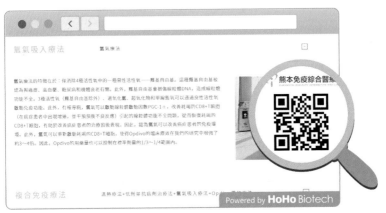

2. 日本臨床水素（氫）治療研究會理事長辻直樹醫師，擅長使用水素針劑。

3. 20161201_赤木純兒院長發表

日本統合醫療學會2016年12月發表會研究內容—水素ガスの免疫学的効果（37名各種第四期癌末患者人體臨床結果–為期半年）

（詳見http://yorozu-cl.com/pdf/hydrogen.pdf）

圖5-2.6 日本統合醫療學會發表研究

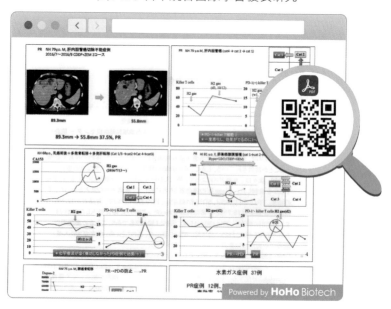

Ch.1

Ch.2

Ch.3

Ch.4

Ch.5

Ch.6

Ch.7

Ch.8

Ch.9

Ch.10

Ch.11

Ch.12

Ch.13

Ch.14

Ch.15

4. 2018_赤木純兒院長發表

日本癌症醫療期刊—癌與化學療法 2018第45卷第10號 水素ガスの免疫学的効果–Nivolumab（Opdivo藥劑）の臨床効果增強効果（55名大腸癌第四期癌末患者人體臨床結果一為期3年）

（詳見https://h2biomed.com/hydrogen-medicine-1/）

圖5-2.7 氫氣於免疫學的臨床效果

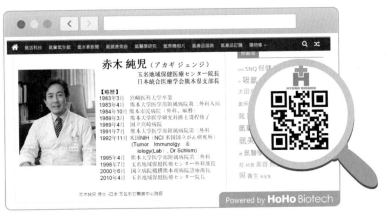

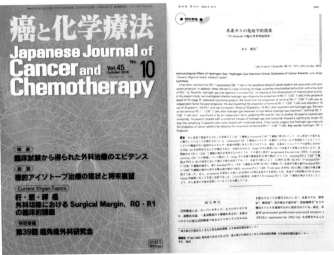

5-3 台灣氫分子使用場所及製造商

　　台灣製氫呼吸機的高安全性、高可靠度，使得台灣大街小巷遍佈接近百間、免費的，氫呼吸、氫水體驗站，近年也逐漸進入了診所及醫院提供民眾使用，此現象在國際實為罕見。HOHO Biotech希望能帶動台灣的氫呼吸機、氫產生模組、氫水機的外銷動能。

　　代表性的氫呼吸體驗站品牌有（依筆畫順序排序）Hhuhu氫呼吸時代、EL以琳氫泉、日紅生活水素館、太田水素、氫愛家人台灣澧美、歐群科技、寵物品牌HoGen Biotech……等。

　　代表性的製造工廠有（依筆畫順序排序）CHY氫元生物科技、UH優氫科技、友荃科技實業、氫呼吸科技、澧美醫療……等（圖5-3.1）。

Ch.1

Ch.2

Ch.3

Ch.4

Ch.5

Ch.6

Ch.7

Ch.8

Ch.9

Ch.10

Ch.11

Ch.12

Ch.13

Ch.14

Ch.15

圖5-3.1 氫氣相關產業

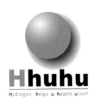

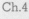

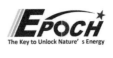
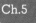
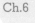

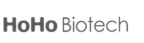

　　這次疫情口罩國家隊的案例,也讓台灣產業認知到合組國家隊、去打世界盃的策略。台灣的包容性,兼容美國、日本、中國團隊,未來加上醫學中心的臨床實力,遵循FDA、TFDA、GMP的法規標準,合組跨國聯盟、去打世界盃,指日可待。

5-4 氫分子醫療之「藥物經濟學」

作者：Mary 馬莉文、Benson 王光毅

　　看到「藥物經濟學」可能很多人會認為這是一個很學術研究的議題，其實所謂的「經濟學」就是一門社會科學，是一門研究人類行為的科學。「藥物經濟學」所談的就是在有限的醫療資源下如何有效的利用，相較於現有的治療所需負擔的各項有形無形的成本，氫分子醫療是否能帶來更好的臨床效益，這是藥物經濟學考量的重點。

　　通常在評價一項「創新醫療干預（藥物、醫療器材、療程、營養輔助……等）」的時候，安全性與有效性只是其中入門環節，治療成本反而是支持「創新醫療干預」能否能長久落實的重要考量；這樣的治療成本，在人口結構老化、Covid-19疫情消耗資源、長新冠患者促成大量慢性疾病的後疫情時代，更顯重要。

　　過去的藥物經濟學，主要專注在新舊藥物的PK，直球對決比較，新藥對比舊藥：

1. 成本分析
2. 成本—公衛效益分析
3. 成本—療效分析
4. 成本—安全分析
5. 最小成本分析

Ch.1

Ch.2

Ch.3

Ch.4

Ch.5

Ch.6

Ch.7

Ch.8

Ch.9

Ch.10

Ch.11

Ch.12

Ch.13

Ch.14

Ch.15

研究著重點不外是：療效是否會更好？花費是否會更少？但隨著新藥研發成本的年年上漲，現實狀況卻反應，多數病患面臨的是「更好的療效+吃不消的價格」。

「療效」和「價格」陷入經濟學上的兩難，始終達不到一個理想的均衡。

這個難題在氫分子醫學橫空出世後，找到一個合理且可行的解答，讓整個藥物經濟學的邏輯更進一步的昇華。

因為氫分子可說是目前主流醫學的最新佐劑（Adjuvant），在WHO（世界衛生組織）公告的十大死因，包含心臟病、中風、慢性阻塞性肺病、肺癌、失智症⋯⋯等（圖5-4.1），都有大量氫分子醫學國際文獻發表，驗證其功效及有效性。正在進行的各項氫分子醫學人體試驗也陸續呈現氫分子的抗氧化、抗慢性發炎、調節細胞凋亡特質，可降低藥物副作用、增加療效

意思就是說：氫分子醫學不是額外創新療程或開發新藥，而是在現有的療法與藥物基礎下，加上氫分子醫療，就可使藥物副作用更少、療效更好，少了高昂的新藥研發成本，自然不會反應在價格上，醫療費用會變得更加便宜。

除此之外，氫分子醫療還有幾大好處：

1. 氫分子來源便宜

2. 臨床實施技術選擇多，固體氫、液體氫、氣體氫，可透過多種器官同時或分開吸收

3. 可併用各種藥物療程，無副作用，無後遺症

圖5-4.1 WHO公告十大死因，包含心臟病、中風、慢性阻塞性肺病、肺癌、失智症……等，前面這幾種病症，都有大量氫分子醫學國際文獻發表，驗證其功效及有效性。

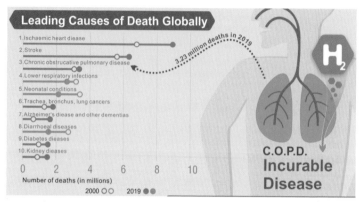

綜上所述，氫分子醫療可昇華藥物經濟學，取代傳統「舊藥 v.s. 新藥」PK模型，改採「舊藥＋氫分子補充v.s.舊藥」的研究方式。

在此模型的實證結果顯示：

A. 療效更好

提升現有藥物療效 >> 病患不需頻頻換藥 >> 可持續使用現有藥物＝病情控制的好

B. 花費更少

無需開發新藥>>降低研發成本>>減少醫療費用=省錢

從藥物經濟學看氫分子醫療，不論是安全性、有效性和經濟性，都將是跨時代的醫療革命，將醫療帶向新的經濟模式，而這項醫療發展也將直接或間接影響醫療政策或健保管理，節省政府與社會寶貴的醫療資源。

Ch.1

Ch.2

Ch.3

Ch.4

Ch.5

Ch.6

Ch.7

Ch.8

Ch.9

Ch.10

Ch.11

Ch.12

Ch.13

Ch.14

Ch.15

5-5 氫分子應用於寵物醫療

民眾投稿：阿慶

　　和人類一樣，隨年齡增長，動物體內的粒線體都會減少。然而，粒線體是細胞內氧化磷酸化和合成三磷酸腺苷（ATP）的主要場所，為細胞的活動提供了化學能量。 台灣坊間已有寵物氫膠囊的氫原料測量作用於該NAD（煙醯胺腺嘌呤二核苷酸）→NADH（氧化還原）的氫反應的數量，並測量在體內擴散的氫量。這時，當粒線體中的氫從NAD轉變為NADH時，ATP（三磷酸腺苷），即細胞能量增加，便會產生活化的作用。另外，寵物專用氫膠囊更添加了鈣和鎂等礦物質的吸收力，藉此補充動物平日在飲食中缺乏的微量元素。案例分享：

案例1：

　　張小姐的米格魯（10歲，相當於人類60～70歲）具退化性關節炎，於2017-2018年時發生癱瘓，約四到五級[1]（圖5-5.1），訪談時正接受西醫+針灸的治療。療程約莫半年，有些許改善但改變緩慢且不明顯。在醫生的推薦下，張小姐選擇了氫膠囊來協助常規就醫之外的額外保養。

　　在服用寵物氫膠囊兩天之後（每天一顆），癱瘓的米格魯，雖然仍無法自行站立，但在輔助的情況之下，行走的能力大幅改善。

在短短接觸氫膠囊兩天（每天一顆）之後，癱瘓的米格魯，竟有明顯的改善，從無法自行站立，進步到行走的能力得到大幅改善（圖5-5.2）。

案例 2：

紀小姐的紅貴賓（15歲，相當於人類90～105歲）因為庫欣氏症，導致肌肉僵直，無法行動（圖5-5.3）。使用氫膠囊一個月之後，可站立（圖5-5.4）。

犬貓癱瘓通常為飼主帶來許多無止境的擔心以及生活上的壓力。犬貓的癱瘓可能很多不同原因造成；例如脊椎，退化（骨骼或是肌肉無力），身體發炎，癌症，感染或是中毒都有可能讓我們的毛孩漸漸邁向癱瘓與失能的狀態。飼主若能積極地讓毛孩們在治療的黃金期就醫，控制體重並且透過氫膠囊為細胞提供能量，便能讓我們的毛孩在邁向老年的生活中維持一定的生活品質。

註1：犬隻癱瘓一般分成五級：一級最輕，尚可步行，會有背痛等狀況；二級影響到行走能力，走路時會搖搖晃晃或是跛行；三級已經無法站立，但後腳仍可活動；四級為後腳無法活動，多數有尿失禁的問題，但後腳仍然有深層的痛覺反應；五級則是無法活動並且失去痛覺。

Ch.1

Ch.2

Ch.3

Ch.4

Ch.5

Ch.6

Ch.7

Ch.8

Ch.9

Ch.10

Ch.11

Ch.12

Ch.13

Ch.14

Ch.15

圖5-5.1服用氫膠囊之前,癱瘓約四到五級的米格魯。
圖5-5.2服用氫膠囊之後,在輔助的情況之下,狗狗行走的能力大幅改善。

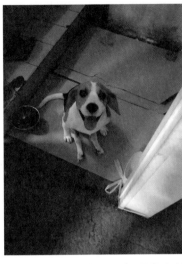 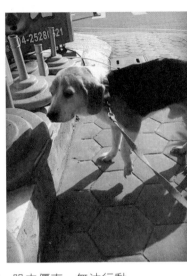

圖5-5.3紅貴賓在服用氫膠囊之前,肌肉僵直,無法行動。
圖5-5.4服用氫膠囊之後,紅貴賓可站立。

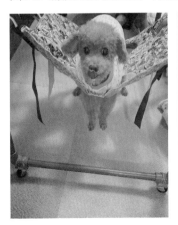 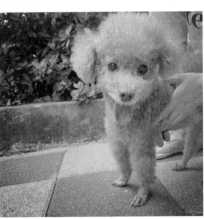

Ch 6
產氫技術特徵分析

作者：Alvin 廖崇宇、Brian 張榮桂、
　　　Benson 王光毅、May Saunders律師

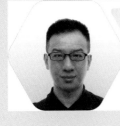

廖崇宇 Alvin

Alvin 廖崇宇
專長：
　　硬體技術設計、功效分析
　　軟體程式設計開發、確效
　　製程及流程標準化、壓力測試

學歷：
　　醫學院 航太及海底醫學研究所 碩士生

經歷：
　　連續創業家：軟體公司 創辦人
　　氫分子醫療 共同創辦人
　　營養處方實驗室 共同創辦人

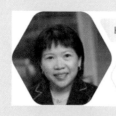

Hsiu-Ming Saunders, Ph.D., J.D.

May Saunders

（藥師、醫學中心博士、美國專利審查官、美國專利律師）

專長：

藥師執照

專利申請_蛋白質化學、製藥科學、化學加工、微生物學、免疫學、分子生物學、醫療器械（台灣客戶包含中研院、國家衛生研究院、工研院、醫學中心等）

法條諮詢

現任：

IPC專利事務所所長創辦人（位於加州矽谷）

學經歷：

美國威廉米切爾法學院 法律JD

美國密西西比大學醫學中心 藥物毒理學 博士

美國 專利審查官

美商 嘉吉公司 專利聯絡官

美商及香港 Ella Cheong 專利代理人

香港 Wilkinson & Grist 專利代理人

美商 Morris, Manning & Martin 知識產權專案管理

台灣 衛生署 藥政處

IPC Intellectual Property Connections, INC.

OUR MISSION

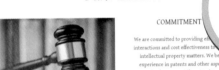

COMMITMENT

We are committed to providing ef[...]
interactions and cost effectiveness to [...]
intellectual property matters. We beli[...]
experience in patents and other aspects of the [...]
technology, especially as it relates to biotechnology and
pharmaceutical technology enables us to provide clients with the
educated guidance needed to develop an innovation from concept
stage through realization in the marketplace. The success of our
clients' cases provides a solid ground on which the reputation of
our firm is built.

PERSONAL ATTENTION

A fundamental value at IPC INTELLECTUAL PROPERTY
CONNECTIONS, INC. is the importance of frequent and direct
communication between the client and our firm. Our attorney and
technical specialists play an integral role in the development of our
clients' projects, providing ongoing legal support and advice.

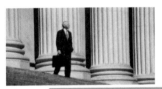

Powered by **HoHo** Biotech

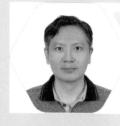

張榮桂 Brian

Brian 張榮桂

專長：

高效率燃料電池系統
質子交換水電解(PEMWE)氫醫療系統
材料科學分析、可行性、商品化應用

現任：

優氫科技(股)董事長(U Hydrogen Technologies Co., Ltd)

學經歷：

美國德州大學(UT Austin)機械工程博士
清華大學 材料科學與工程 碩士
台灣時代能量(股) COO
中興電工(股)
合晶科技(股)

Ch.1

Ch.2

Ch.3

Ch.4

Ch.5

Ch.6

Ch.7

Ch.8

Ch.9

Ch.10

Ch.11

Ch.12

Ch.13

Ch.14

Ch.15

6-1 氫呼吸機、氫水機技術特徵

作者：Alvin 廖崇宇、Benson 王光毅

　　所有的技術發展是一個隨著時代迭代升級的過程，先輩們透過早期技術幫助使用者能即早使用到氫分子，後期發展的技術則以早期投入的技術為基礎，不斷升級改良而演化至今。因此，技術面不分孰優孰劣，唯有技術先與後之發展，以及使用或生產的成本高低差異，隨著技術演進取得更新、更經濟的產氫效率。

　　半導體業中的摩爾定律（Moore's Law），每隔18個月成長2倍，即速度與時間之間的關係呈指數成長。氫產生技術發展亦有相同之精神，世代不斷升級，發展出更高效與更潔淨的產氫模組。

　　人類產氫技術，世代差異分析（圖6-1.1）：

A. 早期的，工業熱裂解方式產氫並灌入高壓鋼瓶。

B. 演化為鎂粉、鎂棒、礦石……等，化學反應製氫。

C. 日本氫氧呼吸機廠商，成功開發出純水熱裂解製氫氧混合氣。

D. 氫氧化鈉（NaOH）、氫氧化鉀（KOH）電解液電解製氫氧混合氣

E. 近年可商轉技術，質子交換膜（Proton exchange membrane），或稱高分子電解質膜（Polymer electrolyte membrane）；二者均簡稱PEM，有時也被稱為質子交

換膜電極組（Membrane Electrode Assembly, MEA）。減而言之就是透過電能 + 純水，低溫解離產純氫氣（圖6-1.2）。

圖6-1.1 產氫技術世代差異分析

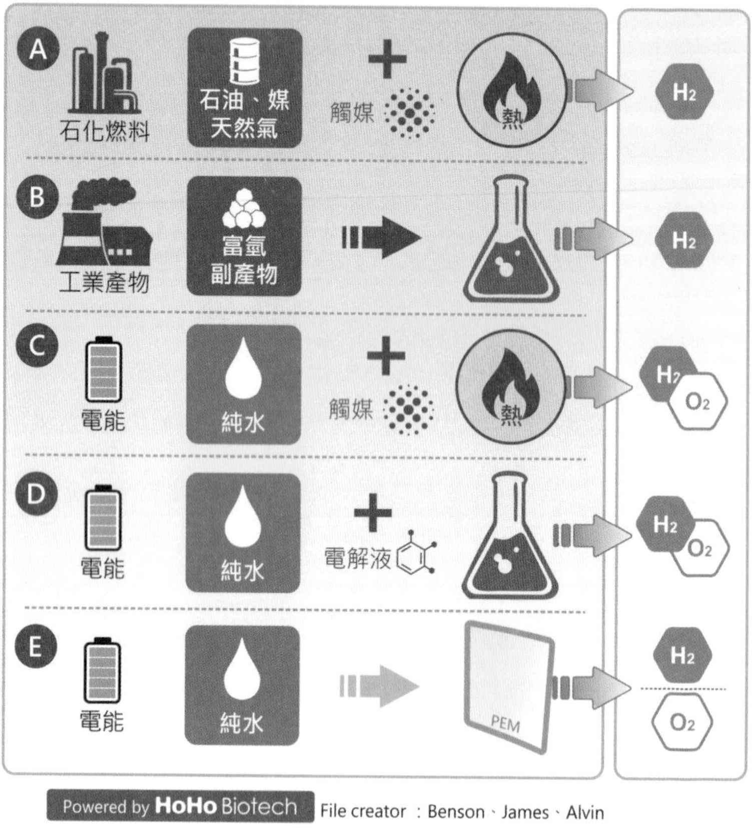

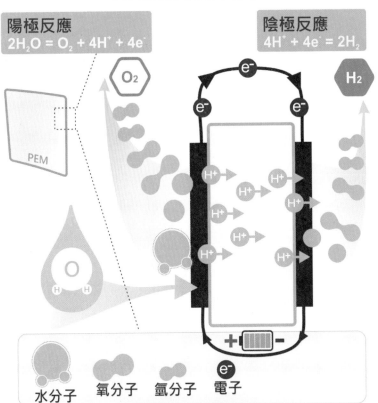

圖6-1.2 質子膜氫製造技術

Ch.1

Ch.2

Ch.3

Ch.4

Ch.5

Ch.6

Ch.7

Ch.8

Ch.9

Ch.10

Ch.11

Ch.12

Ch.13

Ch.14

Ch.15

產氫技術日趨高效，現有的技術已實踐產氫模組家電化、體積小、低耗能、在家即可產氫，氫氣的應用從原本的氫呼吸方式也整合至可以快速的產出氫水（水素水）。由早期的氫水包、至現在即開即飲的氫水機，甚至台灣廠商正在開發全戶型的氫水產生機，都是使用非接觸式混氫技術，將氫氣快速且高濃度的混合至家庭水路管線中，實踐了氫生活，將氫應用於健康的日常化。下圖就是是目前已實踐的產品範例，將家庭中的飲用水設備進行升級。

　　非接觸式廚下型氫水機原理僅需取用原有飲用水系統不到1%的水用於製造純氫氣，並將其產出的氫氣透過混合模組將飲用水及純氫氣混合，當打開飲用水時，即時製造即時混合，實踐即開即飲的氫水產生系統，大幅的下降氫水飲用的成本與時間，也不會有包裝水無法長期保存氫水的缺點，時時刻刻即可飲用最新鮮的高濃度氫水。

　　台灣廠商的設計能力有目共睹，這種方式無須更動或拋棄原有的淨水系統，僅是在飲用水水龍頭（鵝頸龍頭出水）之前加上一個氫氣混和模組即可實踐在家自製氫水融入生活，更甚至於已發展出成熟的「便攜型氫產生設備」非接觸式的氫呼吸機即氫水機，僅需使用快充型的行動電源即可在任何外出的情境下使用氫氣及製造氫水。

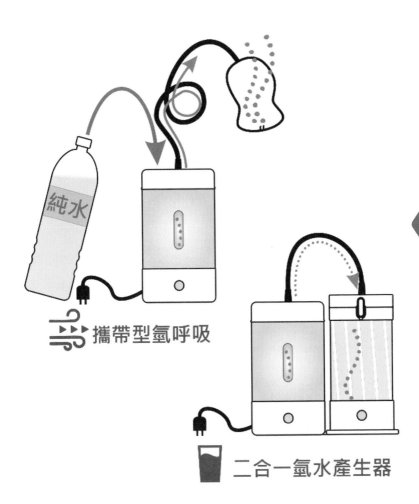

攜帶型氫呼吸

二合一氫水產生器

　　技術迭代、演進是一條不會停止的路，現已有非常多廠商在開發第4代技術，確效、可靠度、安全性還可再進一步完善。

Ch.1

Ch.2

Ch.3

Ch.4

Ch.5

Ch.6

Ch.7

Ch.8

Ch.9

Ch.10

Ch.11

Ch.12

Ch.13

Ch.14

Ch.15

圖6-1.3 加庭淨水系統加裝清水系統示意圖與原理

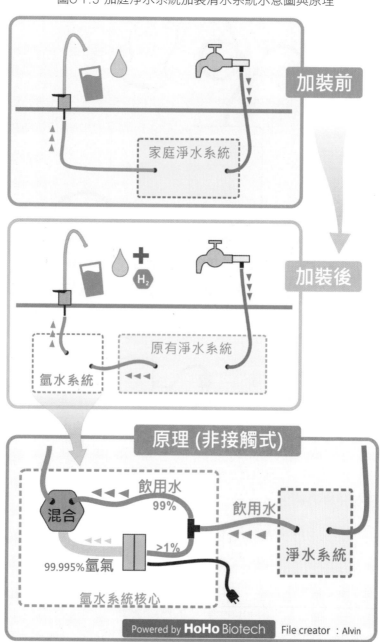

Ch.1
Ch.2
Ch.3
Ch.4
Ch.5
Ch.6
Ch.7
Ch.8
Ch.9
Ch.10
Ch.11
Ch.12
Ch.13
Ch.14
Ch.15

6-2 產氫技術揭密

作者：Brian 張榮桂、Alvin 廖崇宇、Benson 王光毅

　　氫氣雖早已廣泛應用於工業及能源用途，但民眾因接觸少而對此陌生，直至近年，氫分子醫學在日本興起，使得許多民眾認同氫分子應用於抗氧化保健的效果。由於大氣中幾乎不含氫氣，所以各種領域皆需定義氫氣的來源、性質及純度，例如依法而言，工業用的氫不可人用，反之，醫療用的氫相較於工業廉價產氫太過昂貴高檔，因此，不同場域與國家都有相應的技術、認證與法規。

　　已有許多文章分析「產氫技術特徵」，本篇將著重目前市場上常見的氫健康產品、氫氣來源、產氫技術之優缺點：

　　A. 氫氣鋼瓶：

　　50年前開始，氫分子醫學研究，基本上皆是使用氫氣鋼瓶，因其來自工業產氫，極為便宜，且可以相當容易地控制氣體的純度、比例、壓力及輸出的劑量等，可達到研究時所需定性與定量的要求。但因氫會燃燒爆炸，使用氫氣鋼瓶的風險極大，鋼瓶很重、高壓、在安全上有相當多顧慮，使用環境場域、通風條件及儲放方式等都必須符合相關的消防法規，因此只有早期走入小眾消費市場。後來有部分業者使用金屬固態儲氫的方法製成的儲氫罐，雖可稍微降低使用上的高壓風險，但儲氫罐的重量劇增，單位體積所能儲存的氫氣

量實在太低，氫氣充填不便，加上成本極高，無法被市場廉價採用。

B. 富氫水（或稱水素水）：

大約20年前，保守的日本人率先使用氫水（水素水）。多數是包裝氫水、氫水泡澡機進入消費者市場，簡單的說就是想辦法將氫氣溶入水中。因為氫是非極性的氣體，幾乎不溶於水，在常壓下的飽和溶解量約只有1.6ppm（1,600ppb，百萬分之1.6），因此國際上成功的臨床試驗，病人通常都要持續喝氫水，每天1.5公升、持續半年，才能看到學術上的統計差異。然而，製作氫水還有一個難題，就是氫很快就逸散掉，半衰期（即氫水溶存濃度降低至原先的一半所耗費的時間）大約是0.5~1小時，也就是說氫水最好新鮮製作、「即產即飲」。

由於氫分子是地球上最小的天然分子，擴散與穿透能力極強，若要運送保存就必須將容器完全密封並且用緻密的金屬或是玻璃材質封裝，來降低氫氣逃逸速度。早期大多數廠商對於氫氣的這種特性並不熟悉，做出的產品常發生氫氣溶存濃度不足，甚至標榜高濃度氫水但檢驗發現完全不含氫的情況，因此引起了相當多質疑與挫折。

除了包裝氫水外，市場極廉價的氫水產品就是氫水杯，氫水杯因其製造成本極低且攜帶方便的特性而深受消費者喜愛而帶起一股風潮。一般氫水杯產出氫氣的方式也很簡單，國中教科書所指導的水電解產氫，就是這個原理：在杯底放

Ch.1

Ch.2

Ch.3

Ch.4

Ch.5

Ch.6

Ch.7

Ch.8

Ch.9

Ch.10

Ch.11

Ch.12

Ch.13

Ch.14

Ch.15

入電極片及電池，加入水後直接將水電解便會產生氫氣與氧氣，氧氣多半會排掉以增加水中氫氣溶存濃度。但此種產氫方式最大的問題是水電解產氫的效率很低，產氫量每分鐘3~10cc，因此溶氫效率差，所以氫氣濃度往往令廠商與消費者感到挫折。再者，電解過程中，水裡常見的鈣、鎂等營養素會沉積在電極片上，降低機器壽命與水中營養素。另外電極片如果選錯，會在電化學反應過程中加速被腐蝕，釋出重金屬離子與雜質到水中。此外，水中常見的NaCl（食鹽）會因為電解，變成氯氣、次氯酸等毒化物，這些都有可能會汙染飲用水。

比較有良心的廠商會在陰陽極中間加上一層隔膜，阻隔掉部分污染物，這和過去常見的鹼性水機採用離子膜隔離有異曲同工之妙。但無論如何，此種電極片製作的氫水杯，不僅氫氣含量令人存疑外，在飲用水的安全性上也需特別注意。值得一提的是，過去鹼性水常被認為對健康有益而廣為人知，但近年來研究發現，其促進健康的效果其實是因為產生鹼性水的同時也會產出氫氣，所以當時對健康有益的貢獻其實是來自於富氫水而非水質的酸或鹼，所以現在大部分生產鹼性水機的廠商皆紛紛轉而強調其富氫水功能。

另一種常見於製作氫水的產品則是不必插電，使用化學反應法的家用氫水機，通常是以產氫的濾心搭配成淨水器販售。這種濾心在水中會進行化學反應產氫，它是以鎂粉加上黏著劑、安定劑……等混合物所製成的濾心，當鎂接觸到水時會產生化學反應形成氫氧化鎂、氫氣，但具有會釋出黏

著劑……等雜質的風險。且因為鎂濾心使用時會長期泡在水中，因此會不斷進行反應消耗掉鎂，所以控制其反應速度就很重要，反應太快濾芯的壽命就短，反應太慢氫濃度就低。這種產氫方式最為人所詬病的除了頻繁更換鎂濾心的成本外，還有氫水品質不穩定、反應時間長、無法連續大量供應、影響口感及可能攝取到過多的化學反應產出的雜質（氫氧化鎂及黏著劑等）。

目前最適合的氫水製作技術則是非接觸式溶氫法，其產出的氫氣需經過SGS驗證，純度必須達到99.95%，主要是透過物理方式攪拌、加壓直接和飲用水混合產生氫水。由於飲用水不直接接觸產氫電極等材料，可以避免所有汙染物質，保障使用者的安全。這項最新技術，已經逐漸成為主流技術架構。

C. 氫呼吸機：

一般而言，要達到可供呼吸等級的氫氣機，其產氫量至少需達到每分鐘150 c.c.以上（一小時9,000 c.c.）。早期日本市場對於氫氣吸入採取相當謹慎的態度，因此初期的氫呼吸都是類似氫水杯的製作方式，氫氣量很小。近期開始意識到氫氣量越多效果越好，且研究結果也表明並無任何安全性上的疑慮，故其也逐漸接受每分鐘產出150 c.c.以上的氫呼吸機。台灣和大陸市場對氫呼吸產品保持較開放的態度，尤其早期在台灣推廣的廠商都採用每分鐘500 c.c.以上的產品，因此對大氫氣量接受程度高，尤其是近期的研究發現使用大氫氣量

Ch.1

Ch.2

Ch.3

Ch.4

Ch.5

Ch.6

Ch.7

Ch.8

Ch.9

Ch.10

Ch.11

Ch.12

Ch.13

Ch.14

Ch.15

的效果卓著,部分愛用者甚至追求每分鐘1,000~2,000 c.c.或更大的氫氣量,而要產出足夠大的氫氣量就必須採用最新技術。

10年前的做法是跳過氫水杯的電解法,不用水而改用導電率更高的電解液(如氫氧化鈉、氫氧化鉀)進行電解,這也是目前工業上常見的鹼水電解法(Alkaline water electrolysis, AWE),雖然能產生更大量的氫氣,但這種技術面臨所需要的體積較大、高溫、累積氫氧、保養維護繁複、氫氧分離不易、氣體純度較低及電極溶解…等問題,最重要的是電解反應的過程中可能因電解液溫度上升而加劇氫氧化鈉與雜質蒸氣外洩的風險,如果用於人體氫呼吸使用就必須先去除其中所產生的有害氣體,才不至於對使用者造成負面的影響。

最新的方式則是採用質子交換膜水電解法(Proton exchange membrane water electrolysis, PEMWE),這項技術是過去太空時代發展出來的技術,經過數十年的改進,目前已廣泛用於燃料電池或氫能發電等應用,因為其產出的氫氣純度很高,不會有不純物汙染的問題,也是目前公認最新的氫分子醫學的技術。這項較高成本的技術目的是為了安全的使用機器,產氫電效能較化學試劑鹼水電解更高;同時,可以將設備做到更小更輕,且設備幾乎無須保養,可以說是氫呼吸機產氫技術最新的選擇。由於質子交換膜水電解法這項技術在氫分子醫學扮演十分重要的角色,因此以下將重點介紹這項技術鮮為人知的一面,有助您未來辨識最適合的產品。

相較於其他產氫法,質子交換膜水電解法產氫核心的技

術門檻更高，近年來才剛開始應用在氫健康產品，且由於產氫核心的特性較為複雜，屬於精緻的生產工藝。而產氫核心又可以說是氫分子醫療相關產品的心臟，也是內部最昂貴的元件，對整體產品的品質起到決定性的影響。

一般而言判斷產氫核心的優劣有以下幾個重點。

A. 壽命（使用成本）：

在使用過程中其性能會逐漸衰退，一旦低於允許的規格後即會被判定為失效，需要檢修並更換核心。理論上，以常規質子交換膜水電解法所製作的產氫核心，其壽命可以超過1萬小時，但市場上多數產品之核心壽命僅約1,000~2,000小時左右，以每年1000小時（一家四口，每人每天用1小時計算。）的使用量計算，大約只可以用1~2年，這對於多數消費者而言其實不太夠。

產氫核心壽命上有這樣巨大的差異是因為終端產品的設計和產氫核心特性的匹配度有較大落差，加上實際使用情境的不確定性，導致終端產品壽命往往大打折扣。近期市場上開始出現專門鑽研高效能產氫核心的廠商，已可將產氫核心的壽命提高5倍到5,000小時，相信未來氫分子醫療相關產品必可越來越穩定，這裡強調並不是批評廠家技術不好，而是既然產品是給人使用，鼓勵大家努力技術迭代、升級，來造福消費者。

Ch.1

Ch.2

Ch.3

Ch.4

Ch.5

Ch.6

Ch.7

Ch.8

Ch.9

Ch.10

Ch.11

Ch.12

Ch.13

Ch.14

Ch.15

B. 可靠度（使用便利程度）：

這對於市場上多數的氫產品來說仍然是最大的痛點，一般來說採用新技術的產品在接受市場考驗時難免會發現許多問題，對於氫產品而言更是如此。原因在於產氫核心還不算是非常成熟的產品，有許多問題都是上市後才被發現，造成售後服務成本不斷上升，也因此使得市場的推廣更加困難。尤其是近期發現部分產品在經過幾個月未使用後，其產氫核心性能即會失效，甚至核心永久報廢。據悉這是因產氫核心內部多孔性材質受生物膜形成所造成的影響，這對於使用者來說是難以接受的。所以在挑選產品時最好能確認其產氫核心的環境相容性、是否內建過濾與濾芯更換系統……等。

C. 氫氣的質與量（安全性）：

氫氣的品質可以說是最基本的要求，質子交換膜水電解法技術在正確的設計與使用下可產生極高純度的氫氣與氧氣。然而在近期廉價的無良國內外產品大量進入台灣的情況下，發現許多超乎想像的情況：有些消費者在使用廉價產氫核心所生產的氫呼吸機後會產生喉嚨痛、鼻腔發炎、腦霧、偏頭痛、喘、咳……等不適現象，經檢視其氣體成分分析報告，發現其中的氣體成分竟然含有環己烷和甲烷等對人體有害的刺激性氣體，這種刺激性氣按常理是不可能出現在質子交換膜水電解法的產氫核心，其後發現是廠商為了降低成本採用劣質材料所致。因此整個消費邏輯還是回到，一分錢、一分貨，檢驗、認證是基本。

至於氫氣量的大小則直接關乎成本，其實和汽車引擎排氣量的概念一樣，產氫量越大性能越好，但設備體積越大價格也越高。但許多廠商知道一般的消費者很難驗證到底有多少產氣量，所以會以非常誇大的手法虛報，或是將氫氣和氧氣合併計算來混淆概念。若要驗證是否標示不實，最簡單的方式是看檢驗與認證，同時去打聽，醫護最愛用的產品與品牌。因此大家在選購產品時千萬要睜大眼睛，尤其是來路不明，原廠天高皇帝遠的產品，不要看到外型和價格就心動，還要仔細慎選打聽，是否有產地證明、認證或檢測報告才能挑到對您的健康真正有幫助產品。自己的健康，自己把關，切莫貪圖價格上的優惠而因小失大，不僅傷了荷包更害了健康。

Ch.1

Ch.2

Ch.3

Ch.4

Ch.5

Ch.6

Ch.7

Ch.8

Ch.9

Ch.10

Ch.11

Ch.12

Ch.13

Ch.14

Ch.15

6-3 氫膠囊技術特徵

作者：James 王天佑、May Saunders 律師

針對固體氫之技術世代差異分析（圖6-3.1）：

A. 錠劑 v.s. 膠囊：

最早期是數十年前，歐美的發明家，將氫錠放入水中，經過化學反應產氫在水中釋放氫分子，製造成氫水攝入。隨後日本發明口服氫膠囊，目的在體內長效釋放，方便隨時補充氫分子，此技術在日本與台灣合作開發之下熟成。

B. 人工 v.s. 天然：

需要有載體來鎖住氫分子，考慮到製程與成本，人工的載體，製程簡單、成本極低，天然的載體製成複雜、成本極高；但為何全球最新的氫膠囊技術都追逐「天然載體」，原因有二：能同時攝取鎂、鋅、硒……等微礦元素營養素；多數為人體骨骼具有的成分，安全度較高。

C. 天然載體大評比（礦-矽、海鹽、雞蛋殼、牡蠣殼、貝殼化石、珍珠、珊瑚）：

考慮到含氫量，結構越細緻，微孔徑越豐富的載體，能夠吸收、乘載的氫分子量越高，天然生物性載體往往勝出。

而天然生物性載體中，原料成本最低的是蛋殼、貝殼，

因為這些本來就是廢棄物，加上生長速度快，微礦元素含量偏向以鈣質為主，算是比較早期產品經常使用的載體。

　　反之則是生長速度慢，且需要合法採礦，原料成本高，例如珍珠、珊瑚，不但微礦元素完整，含有與骨骼相似比例的微礦元素，且因為生長的慢，結構細緻、奈米微孔徑豐富，吸收的氫分子也就越高。

　　但考慮到海洋污染，需慎選高端GMP廠生產的產品，才能確保載體是經過合法採礦，且每一批次都精緻生產、品質合規。

Ch.1

Ch.2

Ch.3

Ch.4

Ch.5

Ch.6

Ch.7

Ch.8

Ch.9

Ch.10

Ch.11

Ch.12

Ch.13

Ch.14

Ch.15

圖6-3.1 固體氫技術分析

氫膠囊技術分析

使用方式	來源	載體
口服 (氫膠囊) Oral	人工 Chemical	SOC-1.鈣(碳酸鈣) SOC-2.鎂(氧化鎂)
	天然 Nature	SON-1.礦-矽(硅)、礦鹽、二氧化矽 SON-2.海鹽 SON-3.雞蛋殼 SON-4.貝殼、牡蠣殼 SON-5.貝殼化石 SON-6.珍珠 SON-7.珊瑚***
非口服 (發泡錠) Effervescent Tablet	人工 Chemical	SEC-1.鎂錠 加水產生氫氣泡製作氫水用 (氫-鈀-奈米晶格)
	天然 Nature	SEN-1. 礦-矽(硅)、二氧化矽 加入水中用力搖晃產氫 製作氫水用
產地 品管 認證	● 日本	GMP、JFLR、政府認證字號 無毒性檢測
		來路不明
	台灣 其它	GMP、SGS、政府認證字號 無毒性檢測
		來路不明

FDA

GMP
日健榮協認定工場

JFRL

FDA

SGS

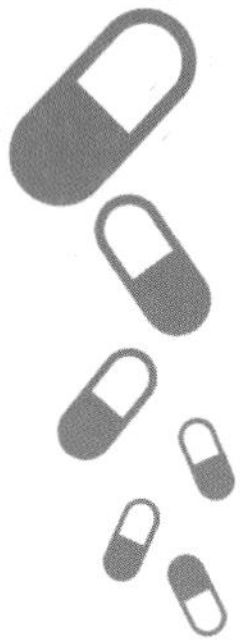

Powered by HoHo Biotech

最後，氫分子依據載體不同，技術成面的差異使其濃度、作用地點及價格也都有所不同，如圖6-3.2。

圖6-3.2不同載體氫分子（氣體、固體、液體）之差異分析

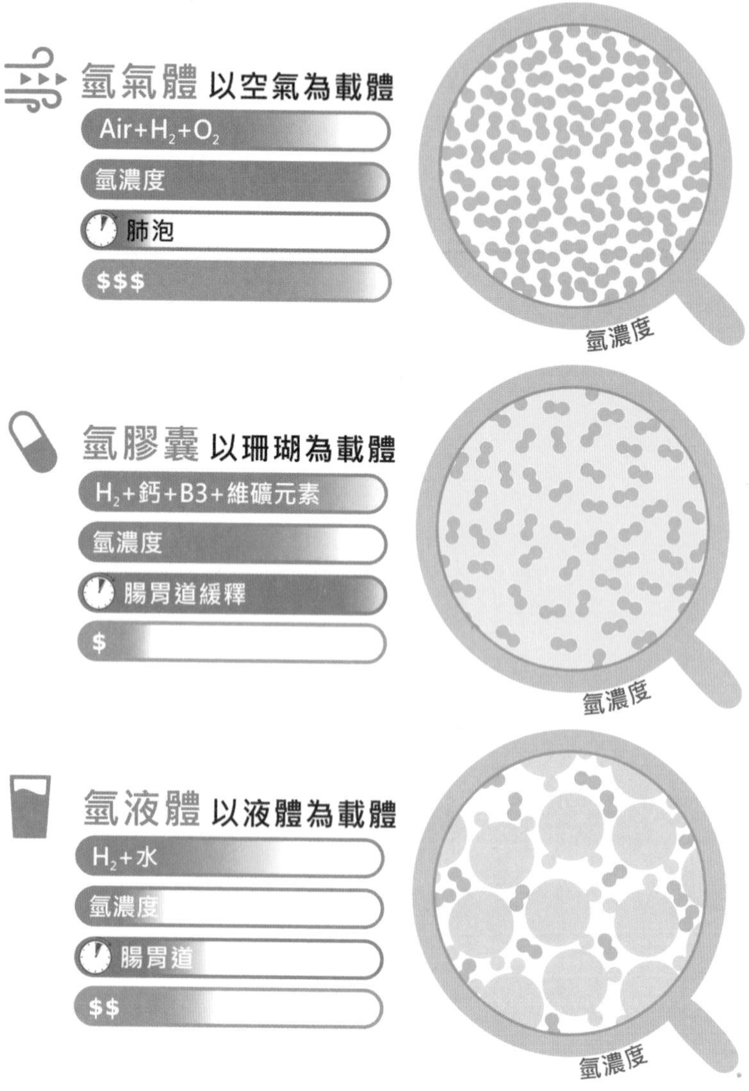

氫氣體 以空氣為載體
- Air+H_2+O_2
- 氫濃度
- 🕐 肺泡
- $$$

氫濃度

氫膠囊 以珊瑚為載體
- H_2+鈣+B3+維礦元素
- 氫濃度
- 🕐 腸胃道緩釋
- $

氫濃度

氫液體 以液體為載體
- H_2+水
- 氫濃度
- 🕐 腸胃道
- $$

氫濃度

Ch.1

Ch.2

Ch.3

Ch.4

Ch.5

Ch.6

Ch.7

Ch.8

Ch.9

Ch.10

Ch.11

Ch.12

Ch.13

Ch.14

Ch.15

6-4 氫水濃度測定工具介紹

作者：Alvin 廖崇宇、Benson 王光毅

　　消費者在選購氫水產生機、氫水產生杯之產品時，透過比較水中的氫分子濃度，來篩選自己喜愛的商品（例如1,000 ppb）。

　　但由於氫氣是最小的天然物，因此極難在生活環境下測定。一般坊間無法使用任何儀器測得氫分子，測氫分子的設備必須使用其它更專業的儀器，例如透過質譜儀這種精確的貴重儀器，與標準品比較後來測定氫分子，或是使用電極法來測得氫分子，但這兩種方式的測定費用都極其昂貴且耗時。

　　因此市場上利用氫分子的還原特性，而發展出數種測試水中還原電位（Oxidation-Reduction Potential, ORP）的方式來「換算與推測」氫濃度，但這些方法都不是真正測試氫分子，而是測定水中的ORP。

　　（附註：不能保證測得的是氫分子，因為有還原電位不等於含有氫分子，最極端的例子是，許多重金屬也是帶有還原電位，維他命C也會有還原電位，當然這些手法被大量運用在號稱，超高濃度氫水的產品中，因此，最準確的做法是，使用未開封的純水，以非接觸式電解方式加氫，然後立即測定還原電位換算成的氫濃度，比較能反應實況）

較普遍、省錢的有「測氫液、還原電位筆、測氫筆」這些工具，如下：

A. 測氫液：

又稱「亞甲藍氫溶液濃度測定試劑」，原理是透過氫氣的還原性，能把氧化狀態的亞甲基藍還原成五色的還原狀態，但需要有奈米白金溶液作為催化劑，這種技術可以快速分析水中氫氣濃度，而且可避免ORP技術存在多種環境因素的缺點，但由於其消耗特性，每次測試都有耗材（圖6-4.1）。

圖6-4.1 氫分子測定試劑

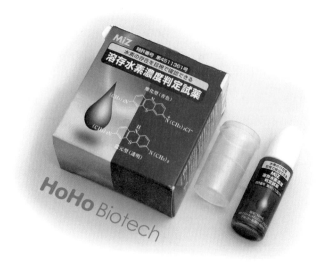

Ch.1

Ch.2

Ch.3

Ch.4

Ch.5

Ch.6

Ch.7

Ch.8

Ch.9

Ch.10

Ch.11

Ch.12

Ch.13

Ch.14

Ch.15

B. 還原電位筆（ORP筆）：

單隻售價NTD$1,500~3,000；又稱「氧化還原電位筆，簡稱ORP筆」，由於水溶液中的氧氣、重金屬離子、有機物含量都會影響還原電位，因此，ORP筆測量電極所反應的是混合電位值,因為水中雜質、pH值、水溫……等變因，會導致很大的試驗性誤差（圖6-4.2）。

圖6-4.2 還原電位筆

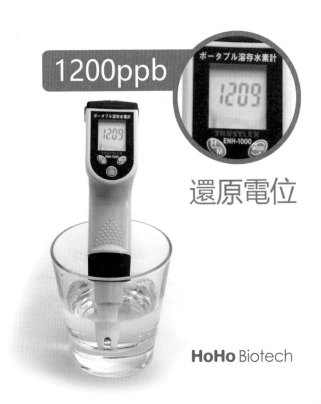

C. 測氫筆：

屬於「ORP筆」的升級版，因此價差極大，售價約落在NTD$2,000~13,000；針對氫分子溶於水中的特性進一步優化，但仍然是測ORP值，藉由溶解氫創造的負電位轉換成溶氫濃度，在25°C的環境下，量測極限在1.6ppm左右，且其仍然會受到水中重金屬離子、雜質、pH值、水溫……等變因嚴重影響；最簡單的例子就是，如果測試時在水中加入特定重金屬、還原劑，測出的數值會異常漂亮，這時候就回到氫的基本特性，在一大氣壓下，最高溶解度有其極限。這個工具的優點是，幾乎沒有耗材，且數值明確，很容易說服消費者（圖6-4.3）。

圖6-4.3 測氫筆

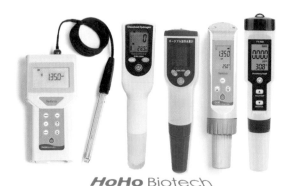

Ch.1

Ch.2

Ch.3

Ch.4

Ch.5

Ch.6

Ch.7

Ch.8

Ch.9

Ch.10

Ch.11

Ch.12

Ch.13

Ch.14

Ch.15

其實，目前有最簡單的測氫方式透過物理化學方法測定，但其操作較為危險。眾所皆知，水的分子為 H2O，國中時我們都學，水可透過電解的過程於正負極分解收集成為兩種氣體。

A. 可燃氣體氫（H_2）

B. 助燃氣體氧（O_2）。

可燃氣體氫是可以燃燒的氣體，助燃氣體氧則無法燃燒但可以幫助燃燒。若將其兩者混合後，一個可燃、一個助燃，勢必會容易地被點燃，氧氣會協助點燃之氫氣燃燒更旺盛。因此只要把打火機靠近氫產生機的呼吸管並且點火，就會看到正在燃燒的氫氣並且鼻吸管會燃起。把打火機靠近氧呼吸管出口，就只會看到打火機的火更旺盛，鼻吸管出氣口並不會燃起。氫氧混合之後燃燒速度及效率會非常高，甚至會導致爆炸，在氫氧呼吸機的濕化瓶內甚至產生機的核心模組內炸裂。如果沒有良好之阻斷，可能會一路爆炸到氫氧呼吸機核心的質子膜內。

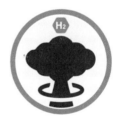

以上操作不建議任何使用者操作及測試，輕則損毀設備，重則引發火災。

Ch 7
如何篩選安全、有效、高品質的產品

作者：Alvin 廖崇宇、Benson 王光毅

隨著技術迭代升級的過程，人們對於產品安全性、使用方便性、無毒化物、輕便、小巧、長期使用成本、主管機管審查……等，可由技術、功能做判斷。

　　但這些眼花撩亂的功能，往往令消費者難以抉擇而感到挫折，或是受到欺騙，與其推薦任何產品或是品牌，不如好好教育消費者，針對固體（氫膠囊）、液體（氫水機）、氣體（氫呼吸機），此章節整理出篩選清單，方便消費者進行自主選購。

Ch.1

Ch.2

Ch.3

Ch.4

Ch.5

Ch.6

Ch.7

Ch.8

Ch.9

Ch.10

Ch.11

Ch.12

Ch.13

Ch.14

Ch.15

7-1 氫氣機、氫水機，篩選標準

　　主管機關最擔心的是，機器製造氫氣的過程中衍生出重金屬、毒化物、強酸／鹼……等，使消費者使用同時，未蒙其利反受其害（圖7-1.3）。

　　因此，氫氣機、氫水機，最重要的是SGS的純度認證，確認氫純度達到99.995%（4N5），就表示不含毒化物（圖7-1.1）

　　氫水機，還有一項最新的技術是非接觸式電解，也就是產出氫分子之後，在透過切割、攪拌、加壓，將氫分子鑲嵌入水分子之間。此方法有兩個優點：第一，喝的水不接觸電極，完全不需擔心喝到金屬離子（圖7-1.2）；第二，可使氫分子穩定存在，減慢氫水揮發速度（圖7-1.4）。

圖7-1.1 氫氣機、氫水機篩選標準表

氫氣機、氫水機，篩選標準

篩選標準	氣	水	技術特徵
提純度	☐	☐	氫氣純度達99.995%（4N5）的SGS認證書。 (補充：SGS是有公信力的第三方認證單位)
		☐	氫水濃度：測氫筆測1,000ppb以上。 亞鉀藍液10滴以上。
穩定度	☐	☐	產氫壽命至少5,000小時。 (5,000小時後，產氫效能緩降不消失。)
便利性	☐	☐	內建水純化系統。 (無純化系統需按時換濾心。)
安全性	☐	☐	產氫核心安全耐用的金屬電極。 (不出黑水、不產生毒化物)
		☐	不出臭水，系統抗菌處理，氫水應該是無味。 (氫水產生厭氧菌時，就會有腥臭雞蛋味。)
		☐	非接觸式電解，製作氫水。*

備註-1：以純水非接觸式電解純產氫，再攪拌至飲用水，沒有喝到雜質、重金屬的顧慮，改變水的酸鹼值的疑慮。

補充-1：氫濃度以測氫筆測(早期日本提出，氫氣含量至少要800ppb以上)目前業界較優良的氫濃度，運用加壓、降溫、氫氣泡微米化...等，至少都在1,000ppb以上。

補充-2：最準確是用亞鉀藍液，10-15滴，都能將藍色還原回來透明，皆是目前溶氫技術優良的機器，當然還有比這個高兩倍到三倍的技術，但是價格十分昂貴，所以在預算上，以及追求『超高濃度』氫氣，自己可以考量一筆預算，只有『超高濃度氫水機』，還是一筆同時擁有氫氣機、氫水機、氫膠囊，三種劑型? 因為氫氣機的高劑量，是氫水溶解的氫氣量遠遠追不上的。

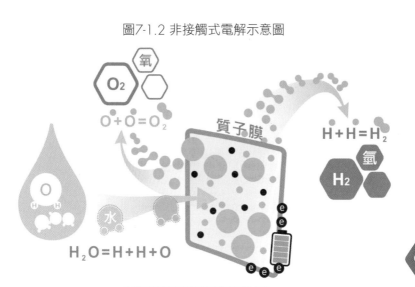

圖7-1.2 非接觸式電解示意圖

$$O + O = O_2$$

質子膜

$$H + H = H_2$$

$$H_2O = H + H + O$$

Powered by **HoHo** Biotech   File creator : Alvin

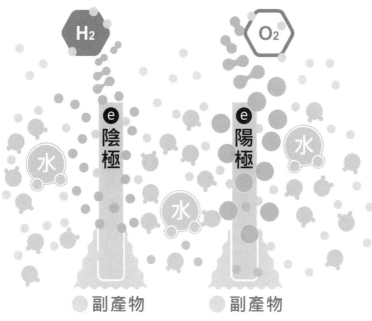

圖7-1.3 接觸式電解示意圖

副產物　　　副產物

圖7-1.4 氫分子穩定存在示意圖

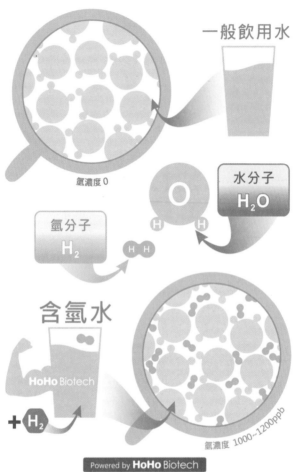

Ch.1

Ch.2

Ch.3

Ch.4

Ch.5

Ch.6

Ch.7

Ch.8

Ch.9

Ch.10

Ch.11

Ch.12

Ch.13

Ch.14

Ch.15

7-2 氫膠囊篩選標準

氫膠囊之篩選著重於安全性及有效性，標準如表7-2.1。

表7-2.1 氫膠囊篩選標準表

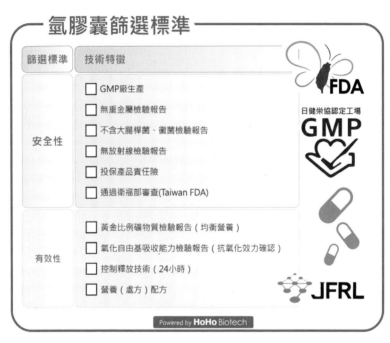

Ch 8
Hhuhu 免費氫呼吸體驗站 社會企業

作者：吳力行

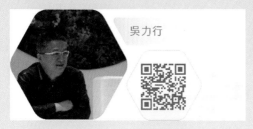

吳力行

（畢業於台大 氫呼吸時代創辦人 基督徒 社會企業實踐家）

氫氣不是藥，但能調整體質，而啟動身體自癒力。

Hhuhu 氫呼吸時代社會企業，通過免費氫呼吸體驗站，讓民眾通過親身體驗來驗證，並相信氫氣的好處。

8-1 從半信半疑到積極推廣氫氣

　　一般人在50歲前，對於自身的健康與否，察覺度都是較低的，但過了50歲後，就能感受到自身體力逐漸下降，身體各部位開始出現問題。在開始意識到需要保健養身後，我透過閱讀日本春山茂雄所著之《新腦內革命》，第一次認識氫水，也了解水只是一個載體，協助氫分子送到體內，中和體內衰老引起之自由基。

　　之後因為想更了解氫氣，查詢許多文獻，發現其實氫水是來自於電解水的進化。日本電解水之父，林秀光醫學博士（神戶大學），從一開始的大力推廣電解水，到後來使用化學法生產第一代氫水；臺灣呂鋒洲教授（台大醫學院生化研究所所長），驗證電解水對健康的幫助，其實是因為電解水的過程中會產生氫氣，是氫氣對人體帶來好處，不是電解水的鹼性特質（呂教授著作，見附錄3-3）。而2007日本太田成男於Nature醫學期刊上的發表也證實氫分子可作為抗氧化劑，去除體內惡性自由基（見參考文獻20070507）。

　　上述這些證據讓我開始嘗試使用低濃度氫水，最初的血液尿液24項檢驗中有6項紅字，經過6個月每天持續喝8-10瓶氫水，沒有發現任何改善。然而在將近放棄之餘，收到同樣也在使用氫水的同學聯繫，報喜說因為連續喝氫水3個月後，頭髮原本全白到三分之一變回黑的，這讓自己稍微重回信心，決定繼續嘗試。最後在第9個月時發現檢驗報告只剩下一

Ch.1

Ch.2

Ch.3

Ch.4

Ch.5

Ch.6

Ch.7

Ch.8

Ch.9

Ch.10

Ch.11

Ch.12

Ch.13

Ch.14

Ch.15

個紅字,下個月後就沒有紅字出現。

　　有這樣的經歷後,我決定開始介紹氫水給親戚朋友,並推廣喝氫水可以改善健康。後來有緣遇到氫氣呼吸機廠商,試用半年後,發現氫氣呼吸機可以使濃度更高之氫分子進入體內作用,對於整體體質調整的效果更好,因此決心投資氫氣呼吸機工廠,並以免費體驗站的方式推廣給社會大眾。

8-2 創辦社會企業 - Hhuhu 免費氫呼吸體驗站

在2015年決定要開創免費氫呼吸體驗站時，其實受到很多好友勸阻，親戚朋友們都認為這是不可能成功的一件事。但我覺得上帝創造世界，給予人們生命中許多恩典，我們幸運的先接觸到氫氣，並且體會到氫氣的好處，有責任要替上帝去愛世人，不計酬勞的將之分享給社會大眾。同時，也因為自己曾從懷疑，到現在堅信氫氣對人體的好處，走過這段路後，也了解到最能夠真正讓民眾相信氫氣好處的方法就是開設體驗站，並且使用絕不推銷、永久免費體驗的社會企業作法進行。

我們一直相信上帝創造氧氣維持生命，創造氫氣照顧健康，而氫加氧變成水能孕育萬物。氫氣能夠調整體質，所謂的體質，就是體內健康與不健康細胞的比例，一旦氫氣去除體內自由基，減少自由基對細胞的傷害，不健康細胞的數量減少，健康細胞增加，身體自然能夠逐漸恢復，而人體的自癒能力其實很不可思議，但是啟動的時機不可測，因此每個人真正有體感的時間點不同。我們透過社會企業模式，提供氫氣呼吸機免費給民眾體驗，有經濟能力者自然會選擇直接購買產品，這些盈餘再繼續堅持給弱勢或是經濟能力較差者繼續免費使用，期望能將社會關懷責任轉化成永續經營的模式。一直以來我們秉持著，先滿足社會公義的實踐，再考慮

Ch.1

Ch.2

Ch.3

Ch.4

Ch.5

Ch.6

Ch.7

Ch.8

Ch.9

Ch.10

Ch.11

Ch.12

Ch.13

Ch.14

Ch.15

賺錢的初心，由2015堅持到現在，之間也發現民眾對於氫氣的想法有逐漸在改變。

Hhuhu致力於推廣免費氫呼吸機體驗站的原因如下：

1. 對於氫氣的需求——人體內就像是火場，隨年紀增長，長期的不良作息或飲食習慣，會導致身體各處失火，慢性發炎，氫氣能夠有效抗發炎協助滅火提升自體免疫，由此可以得知，人體是對於氫氣有需求的。

2. 有專家學者背書——已有許多文獻證實氫氣的效用，也有專家學者強力的推薦，證實氫氣的好處是真實的。

3. 執行容易——空氣及水都是人體必需物質，天天攝取，只是在其中加入氫氣，因此體驗並不影響生活作息，非常簡單容易。氫呼吸以外的吸收方式——喝氫水。

氫水產品第一次受到質疑是2016年的日本假氫水事件，日本國民生活中心調查10種日本氫水機器加上9種包裝氫水，發現其中2種完全不含氫氣，其他17種也都沒達到標準。此一事件導致人們對於氫水的信賴度下降，對氫水相關產品保持懷疑態度（詳見附錄2-6網址連結）。

其實氫水容易製造，但是極難保存，所以產品極有可能在剛製造出來時富含氫水，但隨時間逐漸減少，民眾買到手上時，也無法確認產品的品質。因此Hhuhu開始思考如何讓民眾在購買氫水時，買得安心，也用的安心。

首先，最簡單的包裝氫水檢驗方式，即是透過亞甲藍液

進行滴定（詳見本書6-3章），能夠將越多藍色亞甲藍液還原成透明液體的氫水，代表富有越多的氫分子在裡面。

除了包裝氫水，氫水機的篩選也很重要，Hhuhu規劃推出的氫奶機，在打出氫水時會呈現乳白色，有如新鮮製造一杯鮮奶一樣的乳白細緻，代表有過飽和的微米氫氣泡在水中，並且這現象可以維持30~60秒，變成透明之後也可以維持高濃度氫水。Hhuhu維持一貫的信實精神，申請預購的前1000台，如果消費者每天使用3個月內沒有明顯成效，在滿足下述條件的情況下，即全額退費。

1. 機器只能加入純水或蒸餾水，因為水中其他礦物質都會影響機器。
2. 每天第一杯水需在乳白色時候飲用完畢。
3. 必須堅持每天飲用，使用滿三個月。

在體感上面，每個人對於自身感受度也有差異，我們也呼籲民眾在喝氫水時，可以注意自身精神、體力的差異、皮膚及毛髮的變化或是排泄狀況，以感受氫氣對身體的改變。

Ch.1
Ch.2
Ch.3
Ch.4
Ch.5
Ch.6
Ch.7
Ch.8
Ch.9
Ch.10
Ch.11
Ch.12
Ch.13
Ch.14
Ch.15

8-3 Hhuhu 核心理念

Hhuhu致力於推廣免費氫呼吸機體驗站的原因是由於，人體隨著年紀增長、長期的不良作息或飲食習慣，會導致身體開始慢性發炎。而根據許多專家及研究結果，證實氫氣具有良好的抗發炎效果，同時不論是空氣或水都是人體必需物質，在其中加入氫氣，並不會影響生活作息。

Hhuhu開設體驗站至今，已累積兩萬人免費使用，500多名使用者分享，長期觀察下來發現，氫分子沒有療效，只能啟動體內自癒能力，但因為個體差異，每個人產生體感的時間不同，平均下來，有規律來體驗的使用者，約三個月後開始產生效果。氫分子屬於全面性的照顧健康，無法精準定位想解決問題的部位，只能確信的是，持續的使用肯定會改善體質，提升人體的自我修復能力。

Hhuhu一直以來想做的事情很簡單，透過免費氫呼吸體驗站，讓民眾自身感受氫氣帶來的益處，也透過誠實可信賴的罐裝氫水、氫水機，來逐漸改變台灣民眾的正確認知。用最簡單的方式，讓氫氣能夠融入生活當中，同時也期望能透過社群媒體，教導民眾正確選擇產品的方式。

其實除了氫氣之外，調整體質另有方法，揚生慈善基金會歸納出強化自癒力「3+1」生活型態（參考文獻https://www.ysfoundation.org.tw/3plus1.aspx），最主要用途也是避免自由基出現。但其實人體呼吸作用就會產生自由基，很難完全避開，加上年紀增長，體內慢性發炎實在很難避免，因此

Hhuhu認為，除了使用3+1強化自癒力以外，使用氫氣呼吸機或是氫水協助將體內自由基去除，是極為重要的養生辦法。

圖8-3.1 自癒力「3+1」生活型態

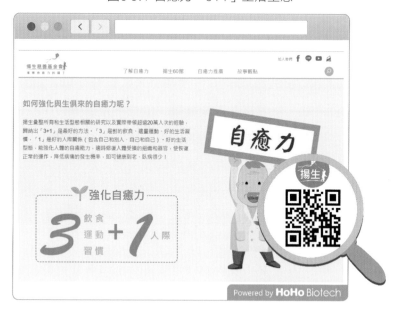

Ch.1

Ch.2

Ch.3

Ch.4

Ch.5

Ch.6

Ch.7

Ch.8

Ch.9

Ch.10

Ch.11

Ch.12

Ch.13

Ch.14

Ch.15

8-4 Hhuhu社會企業再加碼！在家就是免費體驗站

　　受到Covid-19疫情影響，許多需要每天來體驗站的長輩們，行動受限、在家乾等，我們Hhuhu作為社會企業，希望能夠幫助這些迫切需要的族群，2021/11推出在家免費體驗方案，只要有重大傷病卡的民眾，都能申請一台「在家免費使用1個月」，申請者眾多，盡早申請，就能盡早使用。

圖8-4.1 Hhuhu氫呼吸體驗站免費預約連結

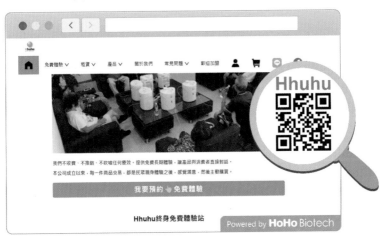

Ch 9
新冠疫苗注射搭配氫膠囊使用方式

作者 牟聯瑞 醫師

專長：

Hepatobiliary Diseases

Gastrointestinal Endoscopy

Endoscopic surgery in biliary diseases

Endoscopy Ultrasound

Capsule Endoscopy

學經歷：

美國杜蘭大學公共衛生所 碩士

國立台灣大學醫學院醫學系 醫學士

台大醫學院附設醫院　住院醫師

台大醫學院附設醫院　兼任主治醫師

秀傳紀念醫院 內科主治醫師

秀傳紀念醫院 內科主任

台南市立醫院 醫務副院長

台南市立醫院 代院長

台南市立醫院 院長

秀傳醫療體系消化系中心 總監

成大醫學院附設醫院　內科兼任講師、內科兼任副教授

台大醫學院　內科兼任副教授

台南市醫師公會　理事長

台南市立醫院 院長

台灣胰臟醫學會　理事長

中華民國區域醫院協會 理事
義大醫療財團法人義大醫院 醫療副院長
財團法人醫院評鑑暨醫療品質策進會 評鑑委員
秀傳醫療體系 副總裁
財團法人肝病防治學術基金會 南區副執行長

其他：

台灣胰臟醫學會 顧問(101.11.01–迄今)
台灣肝癌醫學會 常務理事(106.05.21–迄今)
台灣腫瘤消融醫學會 理事(107.02.03–迄今)
台灣消化系醫學會 常務理事(107.04.03–迄今)
台灣消化系內視鏡醫學會 常務理事(108.04.16–迄今)
Member of International Gastro-Surgical Club
Member of American Society of Gastrointestinal Endoscopy

Ch.1

Ch.2

Ch.3

Ch.4

Ch.5

Ch.6

Ch.7

Ch.8

Ch.9

Ch.10

Ch.11

Ch.12

Ch.13

Ch.14

Ch.15

　　根據前述章節，氫分子已經被證實具有去除自由基、減少過氧化傷害、減緩慢性發炎以及調節細胞凋亡等效用[1]，同時透過多項免疫訊號分子的調節，例如介白素IL-4[2,3]、IL-5[4]及IL-13[4]，也能改善許多免疫相關疾病。例如氫分子能夠活化PGC-1α[5]，恢復CD8+T cells活性，調控晚期結直腸癌患者體內專一性免疫[6]。由此可知，氫分子能夠調控專一性免疫，在施打疫苗時，能夠在不降低疫苗效能的同時，協助調控免疫，以達到減緩WHO所公告之不良反應

　　氫原子是宇宙中成分含量最多的元素，也是最小的天然物分子，在人體元素中所占的比率高達10%，因此，氫膠囊是一種很好的營養補充來源。考慮到人體使用安全性，氫膠囊必須GMP廠生產、通過政府審查、取得字號，也因此，在坊間已被大量使用。

　　經過多次驗證，目前在施打疫苗時，最適合的氫膠囊使用時機以及劑量為：施打疫苗後立即服用1顆普拿疼與3顆氫膠囊，並在當天6~8小時後（或是睡前）同樣服用1顆普拿疼與3顆氫膠囊，作為一個保護機制。

　　最後再次強調，氫膠囊必須具通過各國政府審查核可之食品查驗登記，才是安全、具保障之膠囊食品。

圖9.1 疫苗施打時最適合之氫膠囊使用方式

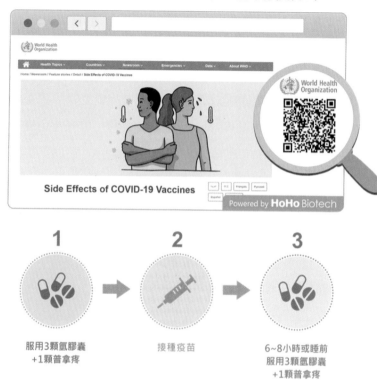

Ch.1

Ch.2

Ch.3

Ch.4

Ch.5

Ch.6

Ch.7

Ch.8

Ch.9

Ch.10

Ch.11

Ch.12

Ch.13

Ch.14

Ch.15

參考文獻

1. Ohta S. Molecular hydrogen as a preventive and therapeutic medical gas: initiation, development and potential of hydrogen medicine. Pharmacology & Therapeutics. 2014 Oct 1;144（1）:1-1.（見參考文獻20140424）

2. Zhang N, Deng C, Zhang X, Zhang J, Bai C. Inhalation of hydrogen gas attenuates airway inflammation and oxidative stress in allergic asthmatic mice. Asthma research and practice. 2018 Dec;4（1）:1-9.（見參考文獻20180315）

3. Huang P, Wei S, Huang W, Wu P, Chen S, Tao A, Wang H, Liang Z, Chen R, Yan J, Zhang Q. Hydrogen gas inhalation enhances alveolar macrophage phagocytosis in an ovalbumin-induced asthma model. International immunopharmacology. 2019 Sep 1;74:105646.（見參考文獻20190517）

4. Fang S, Li X, Wei X, Zhang Y, Ma Z, Wei Y, Wang W. Beneficial effects of hydrogen gas inhalation on a murine model of allergic rhinitis. Experimental and therapeutic medicine. 2018 Dec 1;16（6）:5178-84.（見參考文獻20180924）

5. Niu Y, Nie Q, Dong L, Zhang J, Liu SF, Song W, Wang X, Wu G, Song D. Hydrogen attenuates allergic inflammation by reversing energy metabolic pathway switch. Scientific reports. 2020 Feb 6;10（1）:1-3.（見參考文獻20200206）

6. Akagi J, Baba H. Hydrogen gas restores exhausted CD8+ T cells in patients with advanced colorectal cancer to improve prognosis. Oncology reports. 2019 Jan 1;41（1）:301-11.

（見參考文獻20181026）

Ch 10
氫分子於風濕免疫科之應用

沈明忠 醫師

現任：

專職醫院 國軍桃園總醫院

兼職醫院 龍潭敏盛醫院

專業：

自體免疫疾病、風濕症關節炎、過敏症

學歷：

國防醫學院醫 學士

經歷：

中華民國風濕病及免疫專科 醫師

中華民國內科專科 醫師

中華民國醫用超音波風濕免疫科 專業認證醫師

針灸專科 醫師

國際骨質疏鬆學會（SICD）認證及格

自然醫學 保健師

國軍桃園總醫院風濕免疫科 主任

劉峰誠 醫師

現任：

三軍總醫院內科部風濕免疫科 主治醫師
三軍總醫院基隆分院風濕免疫過敏科 主治醫師
兼任一般醫學內科 主治醫師

專業：

臨床照護：紅斑性狼瘡、類風濕性關節炎、乾燥症、硬皮症、皮肌炎、痛風、退化性關節炎、僵直性脊椎炎及各式風濕免疫疾病、過敏性疾病如氣喘、過敏性鼻炎、藥物或食物過敏等。

實驗研究：小分子藥物、自體免疫病患PBMC週邊血液單核球細胞分析。

醫學教育：翻轉教學、跨領域討論。

學歷：

國防醫學院醫 學士
國防醫學院醫學科學研究所 博士

經歷：

三軍總醫院風濕免疫科 住院醫師、總醫師
三軍總醫院一般醫學內科 總醫師

Ch.1
Ch.2
Ch.3
Ch.4
Ch.5
Ch.6
Ch.7
Ch.8
Ch.9
Ch.10
Ch.11
Ch.12
Ch.13
Ch.14
Ch.15

10-1 氫在過敏免疫風濕疾病的角色

作者：沈明忠 醫師 國軍桃園總醫院、俞忠綺 教育部部定講師

10-1.1自由基與過敏免疫風濕疾病

免疫系統能讓我們避免外來微生物的破壞和嚴重損傷，甚至能幫助身體修復因損傷而破壞的組織，以維持身體功能。正常的免疫反應會產生少量的自由基，可以對付有害的病毒和細菌，但過多的自由基反而會引起發炎性因子（NF-κB和TNFα）的增加（見參考文獻20140424），造成免疫系統失衡，導致許多疾病的產生，如自體免疫疾病、蕁麻疹、異位性皮膚炎、過敏性鼻炎和氣喘。常見自體免疫疾病包括紅斑性狼瘡、乾燥症、硬皮症、多發性肌炎、類風溼性關節炎、僵直性脊椎炎和乾癬性關節炎等。抗氧化劑可以中和自由基，在預防或治療疾病方面具有一定的作用，是目前臨床上治療疾病的輔助劑之一，但單純以抗氧化劑治療疾病的成功案例仍然有限，且抗氧化劑也可能會誘發過氧化傷害而增加疾病的嚴重度。因此，理想的抗氧化劑有幾個特點：

●不僅要能減少過氧化作用所帶來的傷害，同時也不能影響毒性較弱的活性氧，不能影響氧化還原作用的恆定（見參考文獻20070507）。

●必須能夠迅速傳送至細胞組織，能穿透細胞膜和穿越腦血屏障，達到有效的清除自由基。

2007年日本太田成男研究團隊，發現氫氣不僅能選擇性地清除毒性最強的羥自由基（·OH）以及過氧化亞硝酸陰離子（OONO⁻）（見參考文獻20070507），而且不會和過氧化氫（H_2O_2）和超氧陰離子（·O^{2-}）等具有重要訊號功能的活性氧反應。這意味著氫氣在減少過氧化損傷的同時，不會影響其它活性氧的功能，因此不容易出現副作用。目前使用氫分子的方式包括經鼻吸入氫氣、注射氫生理鹽水、飲用氫水和氫水沐浴等（見參考文獻20190806）。隨著對氫分子的深入研究，發現氫不僅具有抗氧化和抗發炎的作用，也能抗過敏（見參考文獻20200206）並促進能量代謝（見參考文獻20120910），可以當作治療臨床疾病的輔助劑，也因此各類型的實驗研究正陸續進行中或已發表。以下僅分享幾篇關於氫分子應用在過敏和自體免疫疾病的研究結果。

10-1.2 氫應用於過敏疾病

有過敏體質的小朋友，隨著年紀而有不同的症狀產生，首先是異位性皮膚炎，接著發生過敏性鼻炎和氣喘，整個過程稱為「過敏三部曲」。隨著環境和空氣汙染日趨嚴重以及不健康飲食習慣，這些過敏疾病的發生率有增加的趨勢。過敏性鼻炎在所有鼻炎患者中很常見，往往因症狀反覆而影響生活品質。最近兩篇動物研究顯示，無論使用氫生理鹽水或是吸入氫氣，對於過敏性鼻炎都能減輕發炎症狀和降低發炎因子（見參考文獻20170113、20180924）。另外也

Ch.1
Ch.2
Ch.3
Ch.4
Ch.5
Ch.6
Ch.7
Ch.8
Ch.9
Ch.10
Ch.11
Ch.12
Ch.13
Ch.14
Ch.15

有動物研究顯示飲用氫水可以改善異位性皮膚炎（見參考文獻20170610）。至於氫應用在氣喘方面，有兩篇動物研究發現氫氣能改善氣管發炎的嚴重度（見參考文獻20180315、20190517）。2020年中國學者更是將氫氣應用在人體試驗，主要是治療氣喘和慢性阻塞性肺病，結果顯示氫氣能改善氣管的發炎現象（見參考文獻20200514）。

10-1.3 氫應用於自體免疫疾病

2012年日本學者Toru Ishibashi等團隊發表了一篇氫水治療類風濕性關節炎的開放性試驗研究，這些患者每天飲用530 ml的氫水，濃度為4-5 ppm，持續4周，然後停4周，之後每天飲用氫水持續4周。結果顯示，氫水能降低發炎因子，進而改善類風濕性關節炎病人的病情（見參考文獻20121002）。

Toru Ishibashi等人後續於2015年發表了三位乾癬性關節炎患者，分別使用三種氫分子劑型治療，結果顯示無論是使用氫生理鹽水、氫氣或氫水皆可改善乾癬性關節炎和皮膚病灶（見參考文獻20150409）針對乾癬的皮膚病灶，2018年中國學者進行氫水浴治療乾癬的實驗，研究結果顯示41位接受氫水浴治療的患者，相較其他34位控制組的患者，能大幅改善乾癬的病情（見參考文獻20180523）。 根據2016年中國學者的一篇動物研究實驗，結果顯示氫氣可以抑制發炎因子的作用，也能增加體內產生超氧化物歧化酶（SOD，一種抗氧化

劑可中和自由基），他們提出氫氣可能是類風濕關節炎一種新穎的治療方式（見參考文獻20161030）。臨床上，當自體免疫疾病患者的肺部被侵犯而導致慢性組織纖維化，一般治療不外乎是給予強效類固醇、免疫抑制劑或是生物製劑，然而治療效果仍有限。日本學者Yasuhiro團隊於2019年進行了一項動物實驗，結果顯示氫水能保護類風溼性關節炎併肺侵犯的小鼠免於因過氧化傷害而導致肺損傷更嚴重（見參考文獻20190730）。

10-1.4 結論

總結而言，因為過氧化壓力傷害為產生眾多疾病的因素之一，而氫分子具有選擇性中和自由基的作用，近幾年根據這作用，許多學者發表多篇有關氫分子治療各類疾病的研究論文。這些研究結果顯示，無論是氫生理鹽水、氫氣或氫水，這三種氫分子劑型在各類疾病皆具有抗發炎的作用，進而改善疾病的嚴重度或縮短病程（例如評估疲憊程度，可利用下方之疲憊量表，圖10-1.1）。然而，目前尚缺少嚴格且大規模多中心的雙盲對照研究，因此對於氫分子的使用模式，如投入方式、劑量、副作用，以及對特定疾病的治療方式等，仍無任何指引可循。期盼不久的將來，氫分子醫學能更廣泛且更精準有效的應用於臨床疾病。

Ch.1

Ch.2

Ch.3

Ch.4

Ch.5

Ch.6

Ch.7

Ch.8

Ch.9

Ch.10

Ch.11

Ch.12

Ch.13

Ch.14

Ch.15

圖10-1.1 台灣版簡明疲憊量表（BFI-T）

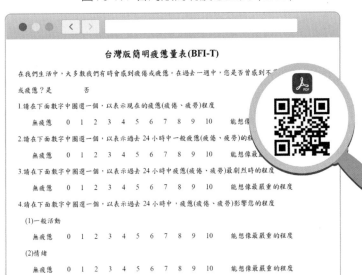

10-2 氫分子於風濕免疫科之應用經驗

作者：劉峰誠醫師 三軍總醫院 主治醫師、副教授

10-2.1 現在醫療的瓶頸

　　醫師的志業是為了拯救生命與遠離病痛，身為風濕免疫科醫師的我，在照顧自體免疫疾病的病人時遇到了瓶頸。當我們的免疫系統錯把自己當異己，或錯把異己當自己，因自體抗體攻擊組織器官，如關節與腎臟造成發炎，因免疫複合體的沉積，產生類風濕關節與紅斑性狼瘡等自體免疫疾病。我們使用類固醇與止痛藥減緩病人的疼痛，免疫調節劑可以控制疾病，但藥物也有高血糖、骨質疏鬆症與影響肝腎功能等等副作用。近年來雖有生物製劑的出現與崛起，對於類風濕關節炎的治療有十分耀眼的效果，療效快而持久改善生活品質。只是仍有造成伺機性感染的可能性，病毒肝炎與肺結核的活躍等後遺症。醫者父母心，看著病患多數是按照課本來生病，是否能找到更自然健康的方式來輔助主流醫學療癒疾病？正逢國內要出專書，很榮幸在此分享感言。

10-2.2 氫氣的應用成果

　　在 2020 年 1 月病房會診有提及到氫分子補充（Supplement）作為佐劑（Adjuvant）是否可以用在輔助癌症

Ch.1

Ch.2

Ch.3

Ch.4

Ch.5

Ch.6

Ch.7

Ch.8

Ch.9

Ch.10

Ch.11

Ch.12

Ch.13

Ch.14

Ch.15

末期的病患，與國軍桃園總醫院沈明忠醫師討論得知：他個人自2016年起，自用氫分子補充已長達4年，也開始我對氫分子補充輔助主流醫學治療的研究。在頂尖醫學期刊Nature Medicine於2007年六月日本醫科大學太田成男教授證實了氫分子具有完美的「選擇性」抗氧化能力。它只與毒性強的自由基如羥自由基（·OH）或過氧亞硝酸自由基（OONO⁻）反應後清除，同時卻不會中和人體必要的生自由基，如一氧化氮（NO）與過氧化氫（H_2O_2）等。後續文獻指出氫是自然界最小且非極性的分子，滲透力強且擴散速度快，能輕鬆穿過細胞膜進到粒線體。除有效清除細胞內外的壞自由基外，也能穿越血腦障礙，保護我們的大腦。並能在數小時內自然排出體外，不會殘留或累積於體內，產生細胞毒性（見參考文獻20070507）。2014年6月日本學者在國際免疫藥學期刊（International Immunopharmacology）證實氫水能大幅改善類風濕性關節炎患者的病情（見參考文獻20140611）。後續2016年的文獻在關節炎的動物實驗發現氫氣治療能增加體內產生超氧化物歧化酶（SOD），能抑制自由基與發炎訊息（NF-κB及MAPK）傳導來減緩類風濕關節炎的進展（見參考文獻20161030）。同年日本政府領先全球將氫氣治療納入國家先進醫療B類，核准使用2%氫氣來治療病患，提升醫療照護品質（見參考文獻20161201_1, 20161201_2）。2018年的期刊（Oncology Reports）的研究指出氫氣治療在大腸癌病患能回復衰竭CD8淋巴球功能來改善病程預後（見參考文獻20181026）。2020英國牛津國家科學回顧醫學期刊

（National Science Review）從電化學基礎來闡述：氫氣療法是一種綠色（自然健康）、高效且精確的癌症療法之一（A green, efficient and precise hydrogen therapy of cancer based on in vivo electrochemistry）（見參考文獻20191205）。

10-2.3 優缺點記憶口訣

氫氣治療至今在PUBMED有三萬五仟篇以上的醫學期刊發表，包含抗氧化（見參考文獻20180924）、抗發炎（見參考文獻20170913, 20190511）、抗腫瘤（見參考文獻20181026）、抗凋亡（見參考文獻20190806）、抗衰老（見參考文獻20161001）等佐證，卻沒有副作用。鍾南山教授更致力於氫氧治療於新冠肺炎感染病患，對於呼吸症狀的改善有顯著了療效（見參考文獻20200615），此外，2020年美國哈佛醫學院團隊，在波士頓兒童醫院使用2.4%濃度氫呼吸治療（見附錄1），這些資料都已公開在US FDA的官方網站（ClinicalTrials.gov）。有這麼多的優點是否也有缺點呢？答案是它的缺點就是優點太多了！我有整理好記的口訣（表10-2-1）：

Ch.1

Ch.2

Ch.3

Ch.4

Ch.5

Ch.6

Ch.7

Ch.8

Ch.9

Ch.10

Ch.11

Ch.12

Ch.13

Ch.14

Ch.15

表 10-2-1 氫分子補充（Supplement），輔助醫療之優點

National Defense Medical Center

N Nature 自然

D Down the aging process 減少老化

M Molecular hydrogen 小分子形式

C Create youthful vitality 創造年輕活力

Tri-Service General Hospital

T Tables and inhalers 口服與吸入劑型

S Safe without side effect 安全無副作用

G Great for the entire family 對全家人都好

H Healthy 健康

　　氫氣治療從自然開始，減少老化（見參考文獻
20161001），小分子形式，創造年輕活力，口服與吸入劑
型，安全無副作用，對全家人都好，健康結尾。我們可以防
範於未然，氫氣幫助免疫系統不受自由基的干擾（見參考文
獻20090116、20110607、20140424），便能無後顧之憂讓我
們的身體恢復健康。

10-2.4 臨床個案的分享

在王光毅先生的協助下，成功地幫忙兩位住院病患使用氫分子補充（Supplement）主流醫學治療。一位是乾癬鱗狀細胞癌淋巴轉移病患陳先生，因右鼠蹊腫瘤超過10公分因無法做化療及靜脈免疫療法。在外科清創及血管支架置放術後，改用三合一療法：局部放射治療與局部腫瘤內注射樹狀突細胞與注射免疫檢查點抑制劑療法（Anti-PD-L1），但腫瘤仍持續往淋巴結擴散。在接受氫分子補充主流醫學治療後他的生活品質改善，發炎感染指數減少，血色素與血小板增加。在2020年2月過年期間在安寧病房接受大家祝福：身體病了沒有關係，他的心沒有病，配合醫療同仁的照護，他成為「最健康」癌症末期「模範生」。另一位紅斑性狼瘡腎炎心衰竭病患蕭女士，在2020年3月2日疫情期間她因發燒與呼吸困難，由他院轉診至本院急診隔離由風濕免疫科收療，抽出右側肋膜腔積液共550 cc，當時心搏輸出率只剩下20%。轉出隔離房後使用氫呼吸來補充氫分子，輔助主流醫學治療六小時即有改善，在傳統類固醇與免疫調節劑治療11天後出院。3月13日後開始每天氫呼吸、吃氫膠囊補充氫分子，輔助主流醫學治療約2至3小時。4月回診時心搏輸出率已回復正常70%，9月類固醇也減量至每天一顆。每兩個月回診時見證她逐漸恢復健康的喜悅，而我給她的藥也越開越少了。

Ch.1

Ch.2

Ch.3

Ch.4

Ch.5

Ch.6

Ch.7

Ch.8

Ch.9

Ch.10

Ch.11

Ch.12

Ch.13

Ch.14

Ch.15

10-2.5 中西醫療與結論

氫分子補充（Supplement）在醫學的貢獻，彷彿讓我找到一種沒有傷害的「輔助佐劑（Adjuvant）」，透過專一性的消除惡性自由基，恢復人體自癒能力。黃帝內經的養生法則：「正氣存內，邪不可干」。只要正氣充足，邪氣就不容易侵襲，不容易生病。中醫的「正氣」就是現代醫學的「免疫力」，「邪氣」相當於外在的各種致病因素，如自由基的傷害等等。黃帝內經的醫療境界：「上醫治未病；中醫治將病；下醫治已病」，推廣氫分子補充（Supplement）作為佐劑（Adjuvant）輔助主流醫學，嘗試減少長期服藥的困擾。我們朝向讓病患有更好的生活品質而努力，讓大家能享受生命奮鬥的成果而重新開啟美好的人生。我謹記醫界至理名言：To Cure sometimes, to relief often, to comfort always（只能治好少數疾病，通常可以減輕病人痛苦，要時常讓病人得到慰藉）。現在的我也每天晚上吸氫氣與喝氫水，讓身體保持最佳戰鬥力，才能學以致用做好病患照顧。

Ch 11
從自然醫學角度看氫分子醫療

作者：劉謙逸 醫師 美國自然醫學醫師

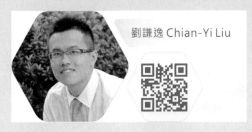

劉謙逸 Chian-Yi Liu

劉謙逸 醫師
專長：

重視團隊目標，積極溝通合作
曾任醫療職，有助建立醫護關係
醫學論文寫作及編修

學經歷：

現職　清源智慧醫學健康　自然醫學技術經理
EMD 香港亞洲醫學　英文醫學編輯
加拿大Naturo Aid Pharm　醫藥學術專員
北京NIAS 國際營養研修(北京)　講師
美國華盛頓州　LFM&C 診所　自然醫學醫師

氫分子是自然界最小的分子，也是生命之泉「水」的組成元素。日本太田成男教授2007年提出氫氣與抗氧化的相關研究報告，帶動了國際氫分子研究的蓬勃發展，而氫氣的臨床角色也因為COVID-19的影響而被受矚目，甚至在中國的臨床治療指南被列為建議方式[1]。雖然COVID-19是一場感染力強大的流行病，但其背後凸顯的卻是非傳染疾病（所謂的慢性疾病）對於現代社會與個人造成的沉重負擔。而從自然醫學的角度來看，現代生活型態導致的過度氧化壓力以及系統慢性發炎是慢性病的主要因素[2]。

氫分子在研究中最為人知的機制就是具有選擇性還原的特性，能與惡性自由基（如羥基自由基羥基、過氧亞硝基陰離子）結合還原並自然代謝為水；此外，氫分子可調節抗發炎與抗氧化的機制、線粒體能量代謝、內質網壓力、免疫系統和細胞死亡[3]。在血液細胞的層次，氫分子可以幫助紅血球流動性及促進白血球吞噬能力。因此，除了做好慢性疾病管理、生活型態改善等預防手段，氫分子也非常有潛力成為預防及治療現代健康問題的選擇[4]。

Ch.1

Ch.2

Ch.3

Ch.4

Ch.5

Ch.6

Ch.7

Ch.8

Ch.9

Ch.10

Ch.11

Ch.12

Ch.13

Ch.14

Ch.15

11-1 氫分子是良好的佐劑

　　氫的小分子、能穿透許多生物結構的特性讓使用上非常方便，不論鼻吸、口服（氫水或氫膠囊）、淋浴皮膚吸收、甚至靜脈注射都可以。若從劑量角度考慮，氣體吸收的方式最容易提供高劑量的氫；若考量便利性及價格，則口服氫會更容易被接受。近年來由於自然醫學、功能醫學的研究發展，氫分子或許可以搭配許多調節腸道菌叢的萃取物[5]，加上大眾對於營養補充、機能食品的接受度提高，相信未來會有各種結合氫分子與功能性成分的系列產品問世，提供醫療保健更多的選擇。

11-2 氫分子療法在自然醫學的臨床角色

　　自然醫學（Naturopathic medicine）是一個遵循追求個人與環境的永續健康的醫療系統。自然醫學不與傳統療法相抵觸，而是整合由許多天然方法，使個人實現可達成的最佳健康狀態。希望能藉此突破傳統醫療對於現代許多慢性病治療的侷限，並導向以健康促進、疾病預防、以及生態永續為主的健康文化。

　　繼承歐洲的自然療法傳統，在北美發展的現代自然醫學有其哲學理論六大原則（強調人體的自癒力、找出真正病因、選擇較無傷害性的醫療方式、教育病人如何保持健康、身心靈的全人醫療、重視平日的預防）與七級治療順序（從低到高：建立健康條件、激發自癒力與修復、支持和平衡生理和能量系統、調整身體結構、運用特定自然物質或療法、使用藥物或合成分子、壓抑或手術移除病灶）。氫分子來自於自然環境，擁有小分子、無害且安全的特性，透過其選擇性的還原力與調控抗氧化基因表現，來達到輔助身體自癒修復過程，平衡生理能量系統，是非常適合成為自然醫學的治療工具之一。

Ch.1

Ch.2

Ch.3

Ch.4

Ch.5

Ch.6

Ch.7

Ch.8

Ch.9

Ch.10

Ch.11

Ch.12

Ch.13

Ch.14

Ch.15

11-3 氫氣保健

　　用氫分子做為一般人的健康促進，兩篇雙盲隨機分配的研究就指出有這些效果。一個韓國研究發現一個月每天喝1.5公升的氫水可以降發炎反應以及預防細胞凋亡；有趣的是，抗氧化的能力效果在30歲以上的組別才有顯著差異，這也能解釋隨著年紀增長對於抗氧化的需求會比較高[6]；另一篇是塞爾維亞的研究，為期7天，每天吸氫氣20分鐘，可增進運動表現、調節荷爾蒙與抗發炎[7]。補充一提，氫氣的高穿透力，加上呼吸道也是一個容易散熱的區塊，也許在睡前使用可以降低體溫，幫助睡眠；但對於比較容易怕冷的族群，吸氫氣時則應注意保暖。

　　另外也有許多運動相關的研究發現氫分子可以降低疲勞[8]、加速修復[9]以及提升運動表現[10]。不過，臨床上會擔心抗氧化劑（如維他命C）會抵銷運動的好處，但研究發現氫分子與運動訓練有協同作用，可以刺激與粒線體的生合成以及電子傳遞鏈的蛋白質相關表現[11]。

11-4 疾病治療

因為氫分子的抗氧化、抗發炎特性，可想而知跟老化相關的慢性疾病都可以看到它的影響[12]。如代謝異常、心腦血管、肺部疾病[13]、神經退化、癌症[14]、慢性疲勞症候群[15]等，未來希望有更多的臨床研究可以提供給醫療人員參考。

除了COVID-19的治療以外，在越來越受關注的長新冠後遺症的處理，研究也證實，氫氣或氫水可以幫助受到長新冠後遺症影響的人，改善身體功能以及肺活量[16、17]。

Ch.1

Ch.2

Ch.3

Ch.4

Ch.5

Ch.6

Ch.7

Ch.8

Ch.9

Ch.10

Ch.11

Ch.12

Ch.13

Ch.14

Ch.15

11-5 氫分子醫療在抗衰老領域的潛力

　　隨著人口老化，抗衰老也一直是各界關注的健康議題。許多研究也不斷在尋找老化的分子層次機轉及解決方案[18]。如果說抗衰老目標是要讓個體的修復大於破壞，這可以從兩個方面來看：一方面，不論身體處於休息或是活動狀態，細胞粒線體無時無刻都需要產生能量，而產能時電子傳遞鏈所造成的氧化壓力就是主要的內生性破壞來源。驚人的是，相對於細胞核DNA，粒線體DNA所承受的氧化壓力有10倍，造成突變機率更是17倍之多；研究也發現越能有效率保護粒線體DNA的物種，壽命也越長。因此，要抗衰老就要保護DNA，尤其是粒線體DNA[19]，研究發現氫分子藉由中和粒線體的過度氧化反應[20]、促進自噬效應[21]可以達到降低發炎反應的效果。此外，2021年「老化研究與藥物開發」會議報告提到，能延長年輕動物壽命的方法，如熱量限制、二甲雙胍等方法，在年老的個體身上會失去效果，而如能支持粒線體功能則可以恢復這些抗老方法的效果[22]，這更凸顯了氫分子作為粒線體抗氧化治療佐劑的重要性。

　　另一方面，抗衰老的一個主要的意義就在於增加個體對壓力的抵抗力，或稱「韌性（Resilience）」。過度的壓力會造成大腦下視丘為始得全身慢性發炎，這也是老化很重要的機制之一[23]；而研究也支持氫分子可以提升韌性，在動物實驗裡發現年輕時使用的效果能夠持續到成年時期[24]。綜觀這

些研究發展，氫分子不僅在醫療上可以扮演重要的輔佐功能[25]，也非常有潛力成為抗衰老的明日之星[12、26]，一個「氫分子醫療的時代」正在展開！

參考文獻：

1. Wei PF. Diagnosis and treatment protocol for novel coronavirus pneumonia (trial version 7). Chinese medical journal. 2020 May 5;133(9):1087-95. (見參考文獻 20200505)

2. Zuo L, Prather ER, Stetskiv M, Garrison DE, Meade JR, Peace TI, Zhou T. Inflammaging and oxidative stress in human diseases: from molecular mechanisms to novel treatments. International journal of molecular sciences. 2019 Sep 10;20(18):4472. (見參考文獻20190910)

3. Yang M, Dong Y, He Q, Zhu P, Zhuang Q, Shen J, Zhang X, Zhao M. Hydrogen: a novel option in human disease treatment. Oxidative Medicine and Cellular Longevity. 2020 Sep 5. (見參考文獻20200905)

4. Ge L, Yang M, Yang NN, Yin XX, Song WG. Molecular hydrogen: a preventive and therapeutic medical gas for various diseases. Oncotarget. 2017 Nov 24;8(60):102653. (見參考文獻20171124)

5. Russell G, Nenov A, Kisher H, Hancock JT. Molecular Hydrogen as Medicine: An Assessment of Administration Methods. Hydrogen. 2021 Nov 25;2(4):444-60. (見參考文

Ch.1

Ch.2

Ch.3

Ch.4

Ch.5

Ch.6

Ch.7

Ch.8

Ch.9

Ch.10

Ch.11

Ch.12

Ch.13

Ch.14

Ch.15

獻20211125)

6. Sim M, Kim CS, Shon WJ, Lee YK, Choi EY, Shin DM. Hydrogen-rich water reduces inflammatory responses and prevents apoptosis of peripheral blood cells in healthy adults: A randomized, double-blind, controlled trial. Scientific Reports. 2020 Jul 22;10(1):1-0. (見參考文獻20200722)

7. Botek M, Khanna D, Krejčí J, Valenta M, McKune A, Sládečková B, Klimešová I. Molecular hydrogen mitigates performance decrement during repeated sprints in professional soccer players. Nutrients. 2022 Jan 25;14(3):508. (見參考文獻20220125)

8. Javorac D, Stajer V, Ratgeber L, Betlehem J, Ostojic S. Short-term H_2 inhalation improves running performance and torso strength in healthy adults. Biology of Sport. 2019 Oct 1;36(4):333-9. (見參考文獻20191031)

9. Shibayama Y, Dobashi S, Arisawa T, Fukuoka T, Koyama K. Impact of hydrogen-rich gas mixture inhalation through nasal cannula during post-exercise recovery period on subsequent oxidative stress, muscle damage, and exercise performances in men. Medical Gas Research. 2020 Oct;10(4):155. (見參考文獻20201225)

10. Finnell JS, Snider P, Myers SP, Zeff J. A Hierarchy of Healing: Origins of the Therapeutic Order and Implications for Research. Integrative Medicine: A Clinician's Journal. 2019 Jun;18(3):54.(見參考文獻20190618)

11. Chaoqun L, Yuqi Z, Shi Z, Zhenghui Y, Li W. A comparison of the antioxidant effects between hydrogen gas inhalation and vitamin C supplementation in response to a 60-Min treadmill exercise in rat gastrocnemius muscle. Frontiers in Physiology. 2021:1771.（見參考文獻20211014）。

12. Fu Z, Zhang J, Zhang Y. Role of Molecular Hydrogen in Ageing and Ageing-Related Diseases. Oxidative Medicine and Cellular Longevity. 2022 Mar 18;2022.（見參考文獻 20220318）。

13. Wang ST, Bao C, He Y, Tian X, Yang Y, Zhang T, Xu KF. Hydrogen gas (XEN) inhalation ameliorates airway inflammation in asthma and COPD patients. QJM: An International Journal of Medicine. 2020 Dec;113(12):870-5.（見參考文獻20200514）

14. Li S, Liao R, Sheng X, Luo X, Zhang X, Wen X, Zhou J, Peng K. Hydrogen gas in cancer treatment. Frontiers in Oncology. 2019:696.（見參考文獻20190806）

15. Hirano SI, Ichikawa Y, Sato B, Takefuji Y, Satoh F. Molecular Hydrogen as a Medical Gas for the Treatment of Myalgic Encephalomyelitis/Chronic Fatigue Syndrome: Possible Efficacy Based on a Literature Review. Frontiers in Neurology. 2022:673.（見參考文獻20220411）

16. Botek M, Krejčí J, Valenta M, McKune A, Sládečková B, Konečný P, Klimešová I, Pastucha D. Molecular hydrogen positively affects physical and respiratory function in

Ch.1

Ch.2

Ch.3

Ch.4

Ch.5

Ch.6

Ch.7

Ch.8

Ch.9

Ch.10

Ch.11

Ch.12

Ch.13

Ch.14

Ch.15

acute post-COVID-19 patients: A new perspective in rehabilitation. International journal of environmental research and public health. 2022 Feb 10;19(4):1992. (見參考文獻 20220210)

17. Singh RB, Halabi G, Fatima G, Rai RH, Tarnava AT, LeBaron TW. Molecular hydrogen as an adjuvant therapy may be associated with increased oxygen saturation and improved exercise tolerance in a COVID-19 patient. Clinical Case Reports. 2021 Nov;9(11). (見參考文獻20211008)

18. López-Otín C, Blasco MA, Partridge L, Serrano M, Kroemer G. The hallmarks of aging. Cell. 2013 Jun 6;153(6):1194-217. (見參考文獻20130606)

19. Pizzorno J. Strategies for Protecting Mitochondria From Metals and Chemicals. Integr Med (Encinitas). 2022;21(2):8-13. (見參考文獻20220521)

20. Hirano SI, Ichikawa Y, Sato B, Yamamoto H, Takefuji Y, Satoh F. Potential therapeutic applications of hydrogen in chronic inflammatory diseases: possible inhibiting role on mitochondrial stress. International journal of molecular sciences. 2021 Mar 4;22(5):2549. (見參考文獻20210304)

21. Chen H, Mao X, Meng X, Li Y, Feng J, Zhang L, Zhang Y, Wang Y, Yu Y, Xie K. Hydrogen alleviates mitochondrial dysfunction and organ damage via autophagy mediated NLRP3 inflammasome inactivation in sepsis. International Journal of Molecular Medicine. 2019 Oct 1;44(4):1309-24.

(見參考文獻20190726)

22. Meron E, Thaysen M, Angeli S, Antebi A, Barzilai N, Baur JA, Bekker-Jensen S, Birkisdottir M, Bischof E, Bruening J, Brunet A. Meeting Report: Aging Research and Drug Discovery. Aging (Albany NY). 2022 Jan 31;14(2):530. (見參考文獻 20220128)

23. Cai D, Khor S. "Hypothalamic microinflammation" paradigm in aging and metabolic diseases. Cell metabolism. 2019 Jul 2;30(1):19-35. (見參考文獻20190702)

24. Gao Q, Song H, Wang XT, Liang Y, Xi YJ, Gao Y, Guo QJ, LeBaron T, Luo YX, Li SC, Yin X. Molecular hydrogen increases resilience to stress in mice. Scientific reports. 2017 Aug 29;7(1):1-2. (見參考文獻20170829)

25. Du D, Zhao L, Shen M, Noda M, Qin S, Long J, Sun X, Liu J. Hydrogen medicine: A rising star in gas medicine. Traditional Medicine and Modern Medicine. 2020 Sep 23;3(03):153-61. (見參考文獻20200923)

26. Tarnava A, LeBaron TW. Molecular hydrogen as a nutraceutical for extending the health span. Functional Foods and Nutraceuticals in Metabolic and Non-Communicable Diseases 2022 Jan 1 (pp. 757-770). Academic Press. (見參考 文獻20220101)

Ch 12
氫分子應用在老年性退化疾病的可行性

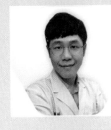

黃柏堯 主任醫師

黃柏堯 醫師

執照：

> 中華民國內科醫學會 專科醫師
> 台灣老年醫學學會 專科醫師

專業：

> 基因營養功能整合醫學
> 全人健康生活型態引導
> 老年醫學、氫分子醫學

現任：

> 台北國泰醫院老人醫學科 主任

學歷：

> 台北醫學大學醫學系
> 美國功能醫學院 完訓醫師（AFMCP+APMs）

經歷：

> 國泰醫院老人醫學科 主治醫師
> 臺大醫院老年醫學部 研究醫師

著作：

探討「氫分子醫療」應用於老年性退化疾病的可行性_台北市醫師公會會刊_2021, 56（4）

（詳見http://www.tma.org.tw/tma20704adq.aspx?intID=5990）

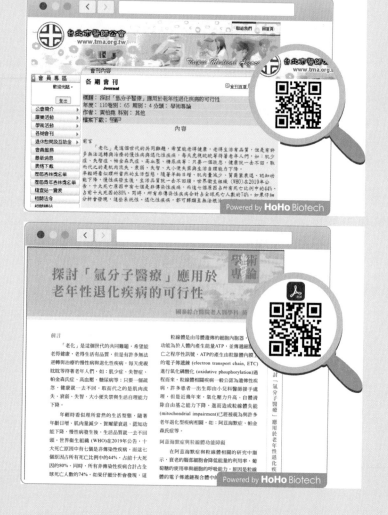

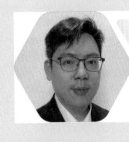

宋俊瑩 Gene

宋俊瑩Gene

專長：

基因檢測服務

次世代定序精準醫療服務

天然小分子藥物分析與設計

現任：

永鈞生醫科技股份有限公司創辦人

學經歷：

國立交通大學生物科技所碩士(2003-2005)

國防醫學院醫學科學所博士班(2021-迄今)

中央研究院基因體中心研究助理(2007-2009)

Eurofin汎球藥理研究所實驗動物組副研究員(2009-2012)

百歐精準生物醫學股份有限公司業務經理(2012-2020)

永鈞生醫科技股份有限公司創辦人(2020-迄今)

12-1 氫氣與老化疾病之關係

作者 黃柏堯 醫師

12-1.1 老化、慢性病與癌症是世人共同面對的難題

　　2025超高齡社會,是整個台灣社會要共同面對的難題,所謂超高齡社會就是65歲以上的老年人口占所有人口的20%以上,若以全台灣2300萬人來算,那到了2025就有將近五百萬人的老年人口。在平均年齡逐步提升的情況底下,老化、慢性病與癌症是逐步走向高齡的我們都無法逃避的問題。

圖12-1.1 中華民國人口推估(2020至2070)

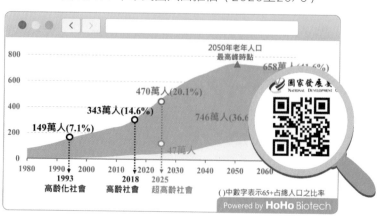

Ch.1

Ch.2

Ch.3

Ch.4

Ch.5

Ch.6

Ch.7

Ch.8

Ch.9

Ch.10

Ch.11

Ch.12

Ch.13

Ch.14

Ch.15

在超高齡社會中的環境特色裡面，最耐人尋味的莫過於「醫療保健」了，在超過了一個年紀之後，大家對於自我健康的照護與品質提升都愈來愈在意；隨著資訊科技的發展，各種社群媒體無不爭先採訪保養名人、專業醫師們，各種健康資訊在雲端網路上四處流傳，霎時間，似乎每一個人都成了養生達人，有自己的一套健生祕方。

但不幸的是，即使健康資訊這麼發達，各樣慢性病與癌症的病人數仍然每年直線上升，沒有一點趨緩的跡象。在老化人口的照護層面上，是每一個國家政府所面對的共同危機，目前全世界的政府所提供的各樣醫療福利都逐漸走入矛盾的胡同：社會大眾想要依靠公共資源來預防老化、提升健康，實際上似乎無法實現。即使是最關乎生命存亡的急重症醫療，也愈發艱難，因此學會如何提升自我健康，應該是每一位現代人的必修課程。

12-1.2 主流西醫有其極限

在主流西醫裡面，「治療疾病」是首要任務，而「對症下藥」是最高指導原則。這樣的理論基礎，源自於「抗生素與病菌」對應理論，在處理急重症的問題中扮演了無可取代的角色，但若將這樣的手法對準慢性病，就顯得有些蹣跚。

事實上，健康絕對不是靠藥物而獲得的，「健康」是生命中一個動態的過程，是需要投入時間精力經營，它由有形的身體、無形的心靈、精神的信仰，也包含人際關係、文化

環境等共同組成,各種面相都互相影響、環環相扣,加總起來的就是健康的「全人觀」。

現代醫療模式的極限在於只關注在有形的身體上面,把身體和其他面相切割開來,另一方面過度發展各種專科,將人體的問題切割的支離破碎,但因為這樣的模式並沒有真正的「關心健康」,而是專注在「疾病治療」,所以在身體的動態變化中,若還沒有真正的進入「疾病」階段,現代醫療就無法使得上力。想要真正的健康,我們追求的就不只是身體沒有「疾病」或「不適感」,而是追求平衡的身心狀態、合宜的飲食、居住環境,及符合自己的生活型態和足夠的心靈休息。

12-1.3 自由基、慢性發炎與老化

近幾十年來,醫學家發現人體的老化與「自由基」和「慢性發炎」有直接關係(見參考文獻20130710、20130313)。舉一個「衰弱與肌少症」的例子來說:許多長輩發現隨著年紀增加,自己的體力逐步下降、肌肉量減少,即使補充優質蛋白質且持續運動,仍然不見好轉,這時就必須考慮是否正處在慢性發炎當中。

體內慢性發炎的真正問題,不在於我們看的到的紅、腫、熱、痛等常見急性症狀,而是代表了整個免疫系統的活化。長期處在慢性發炎的人體,就好像一台從來沒有熄火過的老爺車,代謝產生的廢棄物就像體內的自由基,自由基

Ch.1

Ch.2

Ch.3

Ch.4

Ch.5

Ch.6

Ch.7

Ch.8

Ch.9

Ch.10

Ch.11

Ch.12

Ch.13

Ch.14

Ch.15

不斷攻擊粒線體造成粒線體失能與細胞老化（見參考文獻19560701），體內的廢棄物轉換系統（肝解毒能力）失調，造成各樣毒物的累積，引發器官與人體系統性的失能後果。

　　以肌少症來説，自由基在肌肉細胞內的長期累積，會影響其中粒線體的功能，進一步造成神經與肌肉之間的訊息阻斷（Denervation），引起肌肉纖維的崩解，或降低肌肉能力、或減少肌肉組織的量體，這往往是老年人生活功能自理能力下降的起頭。

12-1.4 如何對抗自由基與慢性發炎

　　事實上，要處理自由基對人體帶來的傷害，首重生活型態的改變：不抽菸、少飲酒、多蔬果、少消夜、充足的睡眠、規律的運動、適當的壓力調節與正向的人生觀。但人畢竟不是完美，且年紀本身就是一道天生的生理障礙，「老化」終究是一條必經之路，如何在這個過程中，提升健康老化、加強生活品質就變成了最重要的目標。

　　如果有一種物質，可協助細胞處理自由基、維持細胞正常生理功能的發揮，那可能會是什麼？「氫分子」，或許就是這個問題的答案。以科學實證來説，「氫分子」因為粒子夠小、穿透能力強，且易與活性氧化物（自由基）結合等特性，其在協助消除細胞內自由基和減少細胞氧化壓力上的功用，現正逐漸被發掘重視（見參考文獻20201215）。除了前面提到關於「肌少症」的例子外，氫分子在自體免疫疾病

（見參考文獻20200206）、癌症輔助治療、心血管與神經等系統性疾病（見參考文獻20111003）上的輔助治療效果，也都在臨床試驗中初步看到正面的效果。

圖12-1.4 氫分子穿透大腦血腦屏障示意圖

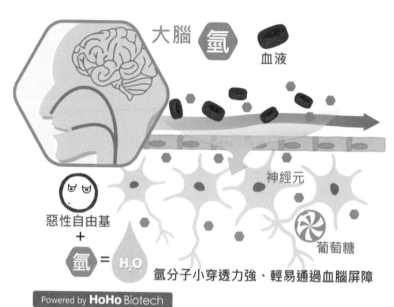

在走進超高齡社會的同時，我們期待透過各樣嘗試，達到社會大眾的健康老化。我十分期待看到更多關於「氫分子」在醫療照護品質提升上更多的醫學證據，以更正確地提供給醫者們更多可用的醫療利器，攜手走進屬於後現代社會的大健康時代。

Ch.1

Ch.2

Ch.3

Ch.4

Ch.5

Ch.6

Ch.7

Ch.8

Ch.9

Ch.10

Ch.11

Ch.12

Ch.13

Ch.14

Ch.15

12-2 基因檢測與氫分子醫療

作者 宋俊瑩 Gene 永鈞生醫科技股份有限公司創辦人

12-2.1 基因檢測：癌症、自體免疫與老化

2003年人類基因圖譜序列解密後，科學家得以找出基因遺傳訊息與疾病的關聯性，並利用這些遺傳訊息來解開許多疾病與生命現象的謎題，例如癌症、自體免疫疾病與老化。近20年來全世界的各個先進國家紛紛投入數10億美元的資源，透過基礎研究建構出許多基因遺傳訊息與疾病關聯性的大數據庫，透過這些大數據庫的資料分析，科學家們得以發展出許多疾病的基因檢測方法來評估與預測疾病未來罹患的風險。如同現今醫學發展可以通過血液、尿液等生化數據等指標來評估手術的預後情況，現在科學進展能夠更近一步地透過基因檢測來預判病人用藥的有效性與不良反應，例如癌症標靶治療與SJS藥物（史蒂芬強森症候群，Steven-Johnson Syndrome）不良反應（見參考文獻20210708、20040401）。

12-2.2 進階—基因檢測：老化指標與氫分子醫療

2007年日本太田成男研究團隊，發表了氫分子能夠選擇性地清除毒性最強的自由基的研究成果，氫分子是自然界最小的非極性分子，能快速的穿透過細胞膜進到粒線體，有效

地清除惡性自由基以保護細胞避免細胞老化凋亡（見參考文獻20070507）。此研究也開創了一個清除惡性自由基來延緩老化的契機。此外，關於老化的疾病與現象有幾個項目可當作基因檢測的指標1. APOE基因（E型載脂肪蛋白基因，Apolipoprotein E）、2.端粒長度、3.甲基化修飾（見參考文獻20201010、20210121、20191125）。

12-2.3 失智症：自由基、慢性發炎

APOE基因的E4變異型已經有許多文獻證實為罹患阿茲海默症（俗稱老人痴呆症）的高風險因子，APOE4變異型會促使 β 類澱粉蛋白堆積與神經發炎反應進而發展阿茲海默症的病程（見參考文獻20090813、20180721、20140421），因此當我們透過基因檢測確定為APOE4變異型的時候，可以利用氫分子能通過血腦屏障的特性來降低神經發炎反應與清除惡性自由基來延緩阿茲海默症的發病或是避免持續惡化；除此之外，需多文獻也提及APOE4變異型也是心血管疾病的高風險因子（見參考文獻20080117、20160609、20090810），因此氫分子醫療不但能顧腦也能護心。

12-2.4 抗衰老：端粒、細胞死亡

端粒長度的是評估細胞老化的一個指標，正常來説細胞分裂時端粒會變短，當細胞不斷分裂時造成當端粒短到一

Ch.1

Ch.2

Ch.3

Ch.4

Ch.5

Ch.6

Ch.7

Ch.8

Ch.9

Ch.10

Ch.11

Ch.12

Ch.13

Ch.14

Ch.15

個程度時，細胞會啟動細胞凋亡的程序，因此透過分子檢測的方式我們能知道端粒的長度，並對應出實際的生物年齡。儘管如此，科學家發現在幹細胞中端粒的長度是能夠被維持不變短的（見參考文獻20210121、20090212），研究也指出ROS氧化壓力也是一個造成端粒變短的原因（見參考文獻20171114），因此透過氫分子醫療來清除自由基降低ROS氧化壓力也能是一個延緩老化的養生方式。

12-2.5 頂尖醫學院都在做的「老化指標基因檢測」：哈佛醫學院、β-菸醯胺單核苷酸(NMN)、逆轉老化

美國哈佛大學大衛辛克萊教授在2015提出了逆轉老化的研究結果後（見參考文獻20201202），其概念襲捲全世界，當細胞逐漸老化邁向凋零的程序時，許多基因都被觀察到有甲基化的修飾，甲基化的修飾會使得基因使用的效率降低，進而造成基因不活化狀態，一旦我們能夠將基因上的甲基化去除時，就能逆轉基因的不活化狀態，轉變成基因活化狀態，持續為細胞灌注源源不絕的生命能量。大衛辛克萊教授的研究中有提到NMN可以逆轉老化恢復年輕的效用（見參考文獻20180322、20190410、20200211、20201229），因此只要透過觀察基因上甲基化的程度就能推斷身體老化程度，同時也能透過基因檢測來觀察基因逆轉老化的現象，因此甲基化的基因檢測可以是未來一個氫分子醫療用於延緩老化的成

效評估指標。

老化是一種疾病，就像鐵釘一天天氧化生鏽一樣，如果不去處理，一旦過於嚴重，自然會無法逆轉，進入腐敗與死亡。

基因檢測非常科學，癌症、自體免疫與老化，透過基因檢測都能清楚評估，不再是無法處理與改善的難題。

Ch 13
固液氣三態物質於人體內之吸收探討

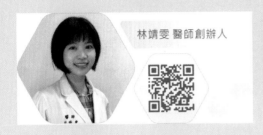

林靖雯 醫師

現任：

　　沐亭功能醫學健康引導中心 執行長

專業：

　　基因營養功能整合醫學
　　健康生活型態引導醫學

經歷：

　　沐亭功能醫學健康引導中心 創辦人
　　功能醫學健康引導學院完訓
　　台北馬偕醫院 醫師

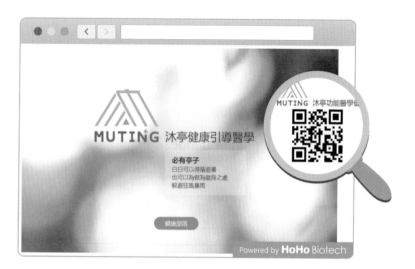

Ch.1

Ch.2

Ch.3

Ch.4

Ch.5

Ch.6

Ch.7

Ch.8

Ch.9

Ch.10

Ch.11

Ch.12

Ch.13

Ch.14

Ch.15

對於人體來說，需要有效率、正常地運作，除了本身的器官功能正常之外，還需要與我們的環境、飲食、生活型態等密切配合，才能把最好的運作能力表現出來。人體每天都接觸許多外來物質，其中最大的接觸來自於「腸胃道系統」與「呼吸系統」，這兩大系統處理了我們每天呼吸的空氣和每天的飲食成分（見參考文獻20150210）。這篇文章，就是將我們每天會接觸到的各樣物質，分別以固態、液態、氣態三種不同型態來探討其在體內停留時間與吸收速度，進而了解吃氫膠囊、喝氫水、氫呼吸，依據藥物動力學的概念，造成不同器官組織的吸收、代謝、分佈與排出，其濃度、作用時間各有差異，自然效果也不同（圖13-1.1、圖13-1.2）。

圖13-1.1 氫分子補充示意圖

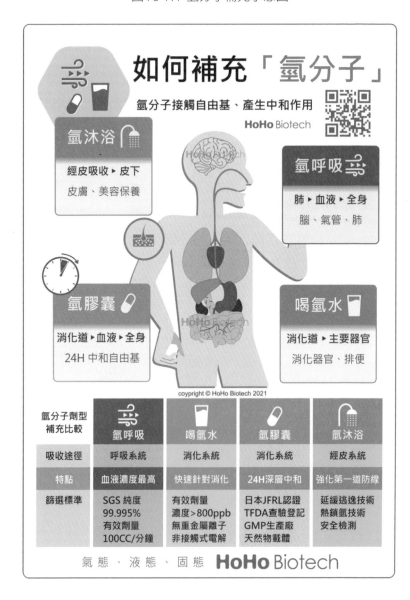

Ch.1

Ch.2

Ch.3

Ch.4

Ch.5

Ch.6

Ch.7

Ch.8

Ch.9

Ch.10

Ch.11

Ch.12

Ch.13

Ch.14

Ch.15

13-1 不同型態營養素之消化、吸收時間（藥物動力學）

13-1.1 固態

固態的食物在人體內的吸收是相對複雜的，因關係到食物的不同質地、飲食結構及個體差異。以混和性的食物來說，成年人的胃排空時間約在4-6小時之間，如胃排空的時間拉長，影響整體消化速率，則可能引發慢性胃炎與胃潰瘍等疾病。胃部的排空時間主要受到食物質地的影響最為巨大，因為所有的食物碎片都必須在胃部被磨細至直徑小於1-2公釐的大小後，才能通過幽門口，進入小腸進行下一階段的消化吸收。

小腸為吸收營養物質的主要場所，此階段的吸收速率，與心理狀態、消化酵素分泌、多種賀爾蒙間的交互作用有直接關係，食物在小腸的時間又是另外的4-6小時（見參考文獻20090119）。

最後才來到大腸，大腸並不負責養分的吸收，但與水分、電解質的吸收、糞便的形成與腸道菌的活動型態有關，約有90%的水分會在大腸被吸收回體內，且食物的代謝廢物在此停留了最久時間，從10-59小時不等。人體總共需要花費約1-5天才會將食物完全的從涉入到排出。

氫膠囊即是藉由膠囊之包覆達到控制釋放的效用，固體劑型使氫分子能夠藉由腸胃道處理食物時間長的特性來達到

緩釋目的，根據目前的技術能力，可達到24小時不間斷平衡自由基之效用。

13-1.2 液態

　　液態物質在體內停留的時間短、吸收快，這是它的特色，但還是可以依據其質地做簡單的時效區分。

A. 純水（Plain liquid）：0-10分鐘。

B. 簡單液體（Simple liquid），如無渣果汁、茶、汽水：20-40分鐘。

C. 濃稠液體（Complex liquid），如奶昔、蛋白飲、高湯：40-60分鐘。

　　由此可知氫分子水可快速經由消化道進入主要器官，對於橫隔膜以下的器官、組織有其效果。研究發現，氫分子水進入體內後會降低全身性的氧化壓力、減少發炎前驅物質的濃度和強化組織修復相關的基因表現。氫分子水會降低肝臟的氧化壓力(Hepatic oxidative stress)，減少因肥胖、代謝症候群引發的脂肪肝相關疾病。同時，研究也顯示氫分子水能降低血糖、血清胰島素與三酸甘油脂之濃度，達到與飲食控制(Diet restriction) 類似的成果(見參考文獻20120910、20170913)。

　　另外，氫水淋浴則是另一種途徑，在乾癬等慢性發炎性皮膚疾病中發現，經皮吸收途徑能降低皮膚的自由基含量、加速傷口修復，有75%的個案在氫水沐浴後於乾癬嚴重度評

Ch.1

Ch.2

Ch.3

Ch.4

Ch.5

Ch.6

Ch.7

Ch.8

Ch.9

Ch.10

Ch.11

Ch.12

Ch.13

Ch.14

Ch.15

估（Psoriasis Area Severity Index）中得到改善、有56%的實驗組個案有50%以上的進步（見參考文獻20180523）。

13-1.3 氣態

一般成年人的呼吸速率，每分鐘約為10-20次（平均約為12-14次），每次呼吸花費3-6秒，且正常不費力的吸氣量約為500 ml，若是深呼吸，每次的吸氣量約為2000-2500 ml。

氫氣的吸入會使氫分子在血中達到最高濃度，氫氣進入肺部血液後送往全身，同時也可經由擴散作用（Diffusion）的原理直接與呼吸道、腦部組織進行接觸（見參考文獻20170604、20190204、20190606、20200109、20200615）。

另外，氫分子三態產品在價格、劑量、維護成本、有效性、長效性及便利性來說各有差異，如圖13-1.3。

圖13-1.2 氫分子各劑型於體內路徑時間比較

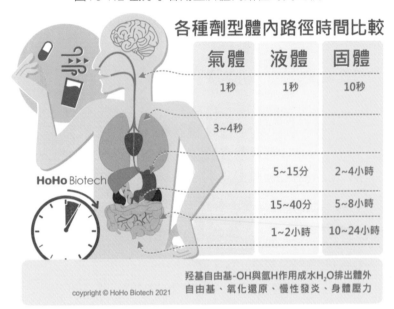

各種劑型體內路徑時間比較

	氣體	液體	固體
	1秒	1秒	10秒
	3~4秒		
		5~15分	2~4小時
		15~40分	5~8小時
		1~2小時	10~24小時

羟基自由基-OH與氫H作用成水H$_2$O排出體外
自由基、氧化還原、慢性發炎、身體壓力

HoHo Biotech

coypright © HoHo Biotech 2021

Ch.1

Ch.2

Ch.3

Ch.4

Ch.5

Ch.6

Ch.7

Ch.8

Ch.9

Ch.10

Ch.11

Ch.12

Ch.13

Ch.14

Ch.15

圖13-1.3 氫分子固體、液體、氣體之差異分析

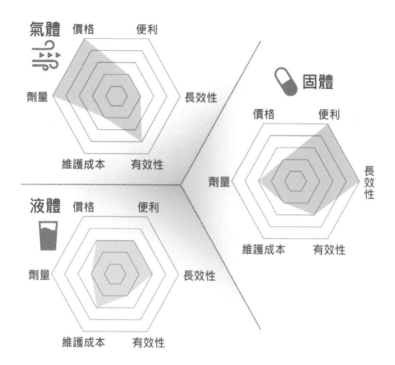

13-2 氫分子吸收併用維生素與礦物質之討論（氫＋維礦元素）

　　氫分子為天然元素，其使用目的不在於取代其他營養素，而是能夠與其他營養素併用，於人體內藉由相同的途徑吸收，吸收方式可參考下列介紹之維生素及礦物質在體內的吸收。

13-2.1 維生素的吸收

　　維生素是維持生理恆定所需要的必要有機分子，但因為在體內合成的量不足，需要另外從飲食中攝取，原則上，維生素的吸收都在小腸中發生。若是腸道無法有效地吸收足夠的維生素，則會引發相對應的生理功能失調，而腸道疾病、基因缺失、過度飲酒與藥物使用，則是維生素吸收障礙的常見原因（見參考文獻20210221）。

　　A. 水溶性維生素的吸收

　　大多數的水溶性維生素都是從「飲食」、「腸道菌的合成」兩種來源獲得，這種雙源性的維生素以「維生素B群」為代表。另外，常見的「維生素C」在自然界大部分都可由動物自行合成，惟靈長類與天竺鼠是例外。對人類來說，因為完全無法自行合成，所以需要由飲食中獲取。其中維生素

Ch.1

Ch.2

Ch.3

Ch.4

Ch.5

Ch.6

Ch.7

Ch.8

Ch.9

Ch.10

Ch.11

Ch.12

Ch.13

Ch.14

Ch.15

B2、C、D對於腸道菌相的維持與預防腸道菌失調(Dysbiosis)引起之相關疾病有相當的幫助（見參考文獻20030730）。

B. 脂溶性維生素的吸收

脂溶性維生素A、D、E和K同樣也是在小腸腔內被吸收，它們在小腸腔中與其他脂質和膽酸摻雜再一起，並透過擴散作用進入腸上皮細胞。在腸細胞內，它們被包覆在乳糜微粒中並透過胞吐作用從淋巴系統進入人體中。

13-2.2 礦物質的吸收

A. 鈣

1. 鈣的主動運輸只發生在體內鈣質缺乏的情況下，且只在十二指腸中運作。體內主動吸收鈣質的速度主要受限於腸上皮細胞的轉運過程，因為需要仰賴「鈣結合蛋白」協助，而鈣結合蛋白的合成完全依賴於維生素D。

2. 被動吸收發生在空腸和迴腸中，當食物中的鈣濃度高時，就會透過鈣離子的形式擴散到腸細胞周圍，在進入血液當中，當此過程運作順利時，十二指腸中的主動鈣運輸是幾乎不運作的（見參考文獻19980501）。

B. 磷

磷在小腸中主要以無機磷酸鹽的形式被吸收，磷酸鹽與鈉會同時被吸收進入腸上皮細胞，且維生素D會增強磷酸鹽的吸收。

C. 鐵

鐵在體內的穩定度受腸道吸收能力的調節，最重要的是從飲食中吸收足夠但不過量的鐵。吸收不足會導致缺鐵性貧血，而過量的鐵對人體來說是有毒的，因為哺乳動物並沒有排除鐵離子的有效生理途徑。一般來說，鐵會在十二指腸的近端被腸細胞所吸收，而要有效吸收需要「酸性環境」，因此若長期處於胃酸分泌不足或是長期使用制酸劑的人，鐵的吸收能力也就自然下降（見參考文獻19991223）。

D. 鋅

鋅的恆定取決於小腸細胞的吸收，雖然已有許多研究找到了腸細胞上的鋅結合蛋白與轉運蛋白，但詳細機轉並不清楚。其中穀物如玉米、大米等的大量吸收會產生鋅的螯合作用，造成鋅的吸收能力下降，這是一部分人鋅缺乏的原因（見參考文獻20000501）。

Ch 14
氫分子醫學用於身心病患全相醫學輔助

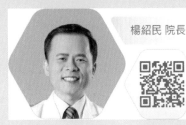

楊紹民 院長

楊紹民 醫師院長、整合醫學・百大良醫

　　多年的診治實證經驗，讓楊院長發現所有斷頭截尾、複製式的醫療，都只是治標不治本，一定會為患者帶來併發症與後遺症。看重醫病關係的他，因長期投入精神醫療領域，每天工作超時、心理超載，多年前，發現自己得到重度憂鬱症，一時之間幾乎失去美滿的家庭、工作的成就，而主流醫學的瓶頸，卻拯救不了自己的心病。於是，楊院長走上意識科學的學習之路，認真修煉心靈與身體的人生命題，並成為跨領域整合醫學的專科醫師，和超個人心理治療與能量醫學資深講師，終於在他陪伴著自己和無數患者走上真正療癒疾病的旅程中，找回幸福快樂的原動力，與最初的自己相遇！

現任：

楊紹民心靈自然診所 院長
中華民國能量醫學學會 常務理事

經歷：

光流聯合診所 院長
中華民國能量醫學學會 副理事長
高雄長庚醫院壓力免疫病房 主治醫師
長庚照會與聯謐醫學 主治醫師
高雄長庚醫院身心科 主治醫師

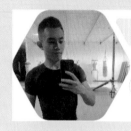

唐茂庭 Reno

Reno 唐茂庭

執照：

美國有氧體適能協會 個人體適能顧問

專業：

營養學、代謝醫學、生化醫學、營養處方

學歷：

臺北醫學大學 主修口腔衛生學系
輔修保健營養學系
食品安全學系 在學

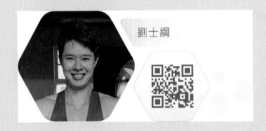

劉士綱

劉士綱

專長：

    運動營養

    運動保健

    斷食諮詢

學經歷：

    燻香之祭創辦人

    網紅鋼鐵醫師特助

    新北市成棒隊內野手

    輔仁大學體育學系

14-1 氫分子醫學用於身心病患全相醫學輔助

作者 楊紹民 院長 楊紹民心靈自然診所
文獻整理：Reno 唐茂庭 監修：Benson王光毅、楊紹民 院長

14-1.1 疾病伴隨人類歷史

　　生、老、病、死一直是每個人人生當中，所必須面對與經歷的過程。當中，疾病一直以來是荼毒一切生靈，致使萬物飽受戕害、痛苦的兇手。只要活著，或多或少都必然會經歷過疾病。自古以來，不少王朝或帝國也都曾因為疾病而殞落，而後改朝換代。

14-1.2 抗衰老—自由基之父：自由基乃百病之源

　　1956年，德罕哈門（Denham Harman）博士提出自由基老化學說，並認為自由基傷害粒線體，導致細胞內產生一系列的鏈鎖反應，最終使細胞走向凋亡、面臨壞死，甚至病變，是人體老化、生病的主要原因。甚至連細菌、病毒都會直接或間接造成人體內自由基增多（如：發炎反應）（見參考文獻20160801、20170906）。隨著醫學領域學術的普及與成長，近年越來越多研究顯示當人體長期處在較大的氧化壓力下，會產生過量的自由基。並且，這與一些已開發國家常見的文明疾病，如：癌症（見參考文獻20110520）、心血管

Ch.1
Ch.2
Ch.3
Ch.4
Ch.5
Ch.6
Ch.7
Ch.8
Ch.9
Ch.10
Ch.11
Ch.12
Ch.13
Ch.14
Ch.15

疾病（如：高血壓）、全身性疾病（如：糖尿病、代謝症候群）、神經性病變（如：巴金森氏症Parkinson's disease、阿茲海默症Alzheimer's disease）等有高度相關性（見參考文獻20120215、20170615、20180122）。因此，如何避免或降低過多自由基的產生，使人體內能夠維持較適當的氧化還原平衡環境，甚至是修復或逆轉細胞、組織、基因等不同層次的氧化損傷，無庸置疑，便能大幅預防甚至可能治療相當大比例的疾病。

14-1.3 抗氧化之父：抗氧化劑之於人體的重要性

　　長期研究膳食攝入與人體自行合成抗氧化劑，並長踞Amazon「健康／營養／抗氧化物類」暢銷書排行榜的《抗氧化物的奇蹟》作者萊斯特派克，是美國耶魯大學微生物及生化學的博士，畢生鑽研人體與膳食抗氧化物的研究研究讓他成為抗氧化物的先趨，他所領導的加州大學派克實驗室也是世界上研究抗氧化物最先進的研究中心之一。書中提到除了透過人體製造部份抗氧化物，還能透過飲食攝取，保護我們不讓過量自由基攻擊健康的細胞與組織，使身體能維持健康與活力。當抗氧化物在人體遇上自由基就會轉換成為「好的自由基」，維持人體正常生理功能（如：一氧化氮能維持心血管健康）。然而，當體內沒有足夠的抗氧化物來清除自由基，就容易發生老化和疾病。

14-1.4 氫氣-抗氧化劑的潛力新秀，副作用趨近於無

　　人體每天需要消耗大約2000大卡熱量，而這些熱量大多來自於有細胞發電廠之稱的粒線體。所以人只要活著，粒線體就需要運作。然而不幸的是，提供人體大多數能量來源的粒線體是會「漏電」的。這漏電就會導致「壞的自由基」產生，攻擊人體正常細胞，使人細胞進一步加速「受損、凋亡、死亡、修復或新生」的循環。然而細胞分裂修補、新生會使細胞壽命縮短，也間接導致加速衰老。日本粒線體研究權威太田成男（Shigeo Ohta）博士為了尋找克服這壞的自由基－活性氧對人體所造成的負面影響，偶然發現了氫氣的抗氧化能力，因此成立氫氣研究中心。於2003年起開始了他們第一項實驗，並於2006年發現氫氣具有「選擇性」抗氧化的特性，清除體內不好的自由基，保留好的自由基，並於《自然》期刊發表相關論文。從此打開氫氣研究的大躍進時代。有關氫氣抗氧化、抗發炎、調節基因表現等潛在功能的研究，使得氫氣逐漸開始被視為新興生醫產業的潛力股。

　　根據許多國際研究，氫氣分子在細胞氧化還原、訊息傳遞路徑（見參考文獻20140424、20151019、20160819）、神經內分泌調節、以及基因誘導等方面，具有抗氧化、抗發炎、抗細胞凋亡等生理效應（見參考文獻20170829、20180806、20190624）。在動物研究以及有限的人體應用當中，對於諸多與氧化損傷有關的神經精神疾病（Neuro-

Ch.1
Ch.2
Ch.3
Ch.4
Ch.5
Ch.6
Ch.7
Ch.8
Ch.9
Ch.10
Ch.11
Ch.12
Ch.13
Ch.14
Ch.15

psychiatric disorder）、神經退化性疾病、現代人常見的慢性病、甚至是某些癌症的症狀改善，也累積越來越多的研究報告。許多研究證明精神疾病、大腦退化性疾病與大腦的氧化壓力之間具有統計上顯著的關聯性。無論在人體研究或許多動物試驗，都能觀察到壓力—免疫—發炎系統之間的連鎖反應，其結果所產生的氧化壓力與精神疾病之間有著莫大的連結已是被證實的，值得我們關切。換句話說，壓力會引發大腦產生過多（破壞性的）自由基，甚至進一步產生大腦相關組織與神經細胞的氧化損傷。所以，無論自由基是來自外部環境的壓力（如：紫外線、空氣汙染等），還是人體自行產生（如：過量運動、情緒壓力、生理時鐘紊亂等）。該如何透過攝取營養物質、飲食調整、與生活型態調整，提升人體的氧化還原系統的平衡與修復力，也成為如何預防疾病、早期發現、早期治療甚至是後續康復的至關要件。

　　氫在元素週期表的排行是第一位，原子序為1。兩個氫原子所組合成的氫分子是地球上最小顆的抗氧化分子。同時具有抗發炎、免疫調節、基因表現調節等效果。透過這些效果便能在人體幾乎大多數系統發揮相當大的保護及輔助治療功效。

　　能清除自由基已經不是任何一種抗氧化劑的專利。但談到能「選擇性」清除「壞的」自由基（如：超氧自由基、羥基自由基、過氧亞硝基等），並保留人體「好的」自由基（如：過氧化氫、一氧化氮等），氫氣就是不二人選了。有別於絕大多數抗氧化劑，氫氣最特別的地方在於它不會把人

體中具有重要生理功能的自由基給清除掉。使人體在透過某些特定的方式攝取溶有微量氫氣的水、口服營養補充劑或直接吸入氫氣後，便能清理掉人體所不需要、促進老化、發炎、生病的自由基，保留能使人對抗疾病、維持心血管健康等該保留的自由基。

近年來隨著越來越多投入氫氣的研究，逐漸證實氫氣在全身都具有非常大的潛力。從對抗肺部的炎症、組織或器官的衰老、粒線體肌病、洗腎的副作用、癌症治療的不良反應、運動痠痛影響運動表現、代謝性疾病（如：糖尿病）、中風後的缺血再灌注、自體免疫疾病（如：類風濕關節炎、紅斑性狼瘡等）、到情緒或精神上的疾病（如：巴金森氏症、阿茲海默症（見參考文獻20181026）等，都可看見極大的潛力。

Ch.1
Ch.2
Ch.3
Ch.4
Ch.5
Ch.6
Ch.7
Ch.8
Ch.9
Ch.10
Ch.11
Ch.12
Ch.13
Ch.14
Ch.15

14-2 氫分子應用於運動醫學

作者 劉士綱 運動營養學家 監修：Benson 王光毅

前述各章節，已經完整闡述何謂自由基，以及氫分子醫療如何對抗自由基，在各領域發揮效用。但其實，除了在人體老化及許多疾病的醫療應用上，氫分子對於降低，或舒緩運動所產生的痠痛及傷害，也是具有顯著的效果。

當人體在進行劇烈運動或是運動過度的情況下，對於氧氣需求量瞬間的增加，細胞會利用無氧呼吸來補足缺失的能量，而無氧呼吸產生乳酸之速度會在此時大於身體代謝速度，在短期間造成乳酸堆積情形，使肌肉疲勞無力。而隔天產生之運動痠痛，也就是所謂的延遲性肌肉酸痛，則為肌肉在運動期間承受之壓力，造成的微小損傷及發炎反應。因此如何去降低發炎反應與預防累積性的肌肉疲勞狀況，便是值得我們去探討的問題。

2012年，日本的研究結果證明，服用氫水的男性在進行劇烈運動後血液中的乳酸水平以及運動後的肌肉疲勞感，明顯低於未服用氫水的人，說明氫水可能有助於降低劇烈運動後的不良反應，並改善肌肉疲勞（參考見文獻20120420）。在2014年，Ostojic發表的Review中也提到，氫分子優秀的抗發炎特性，能夠增加運動員之肌肉表現、減少疲勞感以及運動所引起的酸中毒（見參考文獻20140918）。在2019年較大型的人體試驗研究中，將氫呼吸應用在健康成年人身上，發現

每天吸入20 min濃度4%的氫氣，連續7天，能夠提高跑步時的最高速率，也能有效的降低血液中的發炎因子，顯示氫分子具有提高運動表現以及降低運動所產生的氧化壓力（見參考文獻20191031）。另外，氫分子除了對於增加運動表現，減緩運動後肌肉發炎及疲勞外，近期也有文獻指出，氫水療對於急性踝關節扭傷之效果，優於RICE方案（休息、冰敷、加壓、抬高），也顯示出氫分子在未來對於運動醫療上的輔助效用（見參考文獻20201227）。

綜上所述，氫分子醫療能成為運動醫學領域的新嘗試，氫分子對於氧化壓力、發炎因子以及細胞凋亡等因子之調控，不僅有助於運動表現，降低運動後所產生的不良反應，甚至可能協助急性運動傷害的復原。

Ch 15
氫分子於自律神經失調之應用

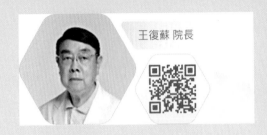

王復蘇 院長

王復蘇 醫師

現任：

美國心臟學院 院士
中華民國心臟學會 指導醫師
領御國際股份有限公司 董事長
復御有限公司 董事長

學經歷：

台灣大學醫學院醫學系
美國約翰霍普金斯公共衛生學院
省立台北醫院 副院長
省立新竹醫院 院長
佳醫集團醫療事業部 總經理
中華民國心臟學會 理事
交大科管研究所 兼任副教授
宜興診所 院長
前安法／長春藤診所 抗衰防老顧問

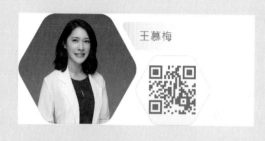

王慕梅 醫檢師

專長：

　　醫學檢測
　　健康諮詢
　　自然醫學
　　行銷推廣

現任：

　　復御有限公司 總經理
　　領御國際股份有限公司 經理
　　台灣自律神經健康培訓暨發展協會 行政秘書

學經歷：

　　台北醫學大學醫技系 學士
　　臺大醫學院微生物所 碩士

Ch.1

Ch.2

Ch.3

Ch.4

Ch.5

Ch.6

Ch.7

Ch.8

Ch.9

Ch.10

Ch.11

Ch.12

Ch.13

Ch.14

Ch.15

15-1 自律神經失調疾病患者使用氫膠囊之自述紀錄

作者：王復蘇 醫師

　　我與氫氣的結緣大約在5年前，我的約翰霍普金斯留美同學兼好友，聽說我罹患了巴金森氏病，特別向我介紹氫水的好處，他還介紹氫水在日本市場的發展情形，以及台灣安裝氫水的相關設備，當時我對於老友退休後投入自然醫學，主動提供新型的輔助性療法，期盼我能減緩疾病的進展，讓我深深地感動。但是由於當時尚未有醫學文獻證實氫水可以有效減緩巴金森氏病的症狀，因此放棄進一步的嘗試。

　　事隔一年，我服務的診所同事觀察我巴金森氏症的病情控制不佳，主動向我推薦日本進口的氫水鋁箔包，當時我覺得氫水喝起來特別有甜味，我向她訂購兩次，但由於我本身不常喝水，因此就未再繼續飲用。

　　去年，我接受右髖關節置換手術，術後須長期服用抗凝血劑，但因我罹患巴金森氏症長達8年，容易跌倒，術後我因重跌兩次發生血腫，停止抗凝血劑的使用，結果不幸造成下肢靜脈栓塞與肺梗塞的發生。

　　當我完成下肢靜脈栓塞清除手術，爾後隨即出院，我下定決心好好調整自己的身心健康狀況，於是我在正統的藥物治療與營養補充之下，開始接受氫分子的輔助性療法，包括吸入氫氣與服用氫膠囊，我利用每日量測的自律神經分析心

跳率變異度(SDNN)，作為評估生理健康狀況的指標。

今年初，我認真地研究氫分子與自律神經的關聯性，規定自己每日至少吸1小時氫氣，搭配服用3顆氫膠囊，連續3個月，發現自律神經之心跳率變異度指數(SDNN)明顯上升。我初步獲得的結論為：

● 吸氫氣的時數越長越好，每月累積時數至少超過30小時。

● 吸氫氣的時間點盡量在午休或夜間睡眠進行。

● 吸氫氣可立即提升最低點的SDNN數值。

● 吸氫氣加上服用氫膠囊可改善腸胃蠕動、減輕四肢僵硬、增強體力活力，以及提升睡眠品質。

氫分子目前在醫學上的研究已有重大進展，包括：

1. 2007年日本太田成男教授發現氫分子具有選擇性清除惡性自由基（羥基自由基與過氧化亞硝酸陰離子）。

2. 2016年日本厚生勞動省將氫氣吸入列入醫療範疇，讓心跳停止並復甦後的患者吸入氫氣，保護腦部功能、降低死亡率。

3. 2020年中國衛生部核准氫氧呼吸機輔助用於需住院治療的慢性阻塞性肺病患者，合併急性加重期的症狀（呼吸困難、咳嗽、咳痰）。

這些突破讓行醫四十多年長期接受主流醫學訓練的我，重新認定氫分子在預防保健方面的獨特地位，也欣然接受氫分子為輔助性醫療的重要一環！

Ch.1

Ch.2

Ch.3

Ch.4

Ch.5

Ch.6

Ch.7

Ch.8

Ch.9

Ch.10

Ch.11

Ch.12

Ch.13

Ch.14

Ch.15

氫是宇宙中已知最小的元素，所有生物都必須利用氫來維持生命。氫分子擁有強大擴散性，可以抗氧化、抗發炎、抗過敏、抗細胞凋亡的能力，故被稱為最完美、安全的抗氧化劑。上天賜予人類兩大禮物，右手給與氧，左手給與氫，暗示可運用氫分子阻斷由活性氧自由基所造成的氧化性傷害。

王光毅先生及其研究團隊花費近三年的時間，收集最新資料，殫精竭慮，苦心編纂，終於出版了有關氫分子的參考書籍，我們除了獻上深深的祝福之外，也期盼他能早日實踐他的偉大理想。

15-2 氫膠囊應用於自律神經失調應用

作者：王慕梅 醫檢師

　　資深心臟科王復蘇醫師，行醫已45年，綜觀長期心臟科門診的患者，真正患有心臟疾病的只占20%，另外80%患者屬於心理問題，焦慮、恐慌、個性容易緊張與生活步調緊湊等因素，使患者容易感到心悸、胸悶等症狀。這些心理因素與心臟疾病的相關聯啟發了王醫師「雙心疾病」的概念，而「自律神經」就是連結心理病與心臟病的關鍵指標！

　　我是一位醫檢師，2019年離開10年工作資歷的生技與藥廠產業，協助王復蘇醫師的自律神經門診檢測。王醫師在自律神經專業領域研究10多年，透過科學的檢測，發現國人自律神經失調比率高達八成五以上，揭發率頗高，顯示每個人日常生活中或多或少都有失調的現象。

　　自律神經失調是一種多器官的疾病（Multiple somatic disorders），臨床常見症狀包含失眠、焦慮、恐慌、頭暈、心悸、耳鳴等等。跟診過程中發現，許多患者長期吃藥並未獲得改善，甚至不想吃藥，屬於主流醫學的我開始尋求自然療法，而我幸運地在2017年經由和合生醫科技創辦人—王光毅董事長得知日本最新的氫分子療法。根據日本的一篇小型雙盲交叉試驗的研究發現，每日飲用600毫升的氫水，連續四週後交感神經的活性(LF)明顯下降，焦慮的情緒獲得改善（見參考文獻20180122）。

Ch.1

Ch.2

Ch.3

Ch.4

Ch.5

Ch.6

Ch.7

Ch.8

Ch.9

Ch.10

Ch.11

Ch.12

Ch.13

Ch.14

Ch.15

　　2019年，我建議王復蘇醫師體驗氫分子療法，利用每日量測的自律神經分析心跳率變異度(SDNN)，作為評估生理健康狀況的指標。當時採用每分鐘500cc產氫量之氫呼吸機，每次2小時，每週5次的頻率連續試驗2週，加上每日服用3顆氫膠囊，SDNN數值有逐漸接近標準值（17.68毫秒）。

　　2020年，王復蘇醫師深入研究氫分子療法，實際測試並記錄長時間(2月到4月)使用氫分子，SDNN數值之改善狀況。（圖15.1）

圖15.1 自律神經生理改善狀況（2020年）

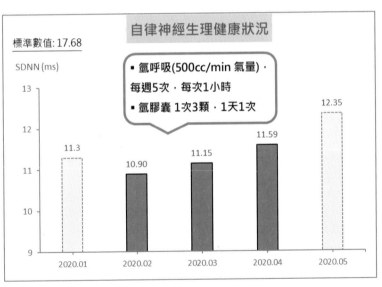

2021年，王醫師再度親身試驗3個月的氫分子療法，我們發現每日至少吸氫氣1小時（出氫量100cc/min），並服用3顆氫膠囊，自律神經的心跳率變異度(SDNN)明顯上升，代表生理健康狀況逐漸良好；副交感神經的活性(HF)上升，代表身體放鬆程度與抗發炎能力逐漸好轉。

目前，王復蘇醫師的自律神經門診已經氫分子療法納入自律神經失調的輔助性治療，搭配保健食品的補充、適當的運動與休閒活動，規律的生活型態，自律神經失調患者可獲得全面的改善。

圖15.2 自律神經生理改善狀況（2021年）

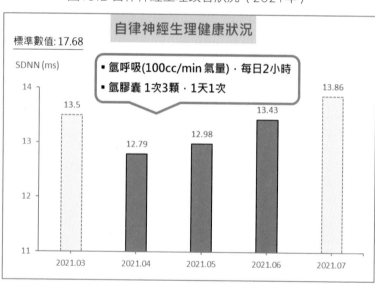

結語

Benson 王光毅

本人從事生技醫藥產業，由新藥開發產業最上游DNA研究、技術開發……，到產業中游技術可用性評估、專利申請、技術移轉……，至產業下游醫療法規、技術商品化、人體試驗管理、募資、IPO、產品上市……，已服務了20餘年，在2016年初接觸「氫分子醫療」至今相當程度的理解氫分子醫療多面向的特性。

以現代的療法為主，氫醫療為輔，我們可輕易與其他主流療法搭配使用（如同雞尾酒療法概念合併使用），使氫醫療扮演著加強主流醫學的療效，並降低現代醫療治療過程所產生的副作用。氫分子有著多靶向的特性，更能輕易通過血腦屏障、抗氧化、消炎、提升細胞代謝、調節自律神經、促進末梢循環……等輔助功能。基於氫分子之以上特性，國際醫療文獻也已經證實，氫分子針對人體不同器官疾病的「輔助治療效果」有其必要存在的功效。

本書將氫分子產品使用歸納分成：「固體」、「液體」、「氣體」三種不同的劑型（表0-2），有如軍隊的陸、海、空三軍，必須同步上場，針對不同器官疾病，透過特定藥物動力學技術、或給藥途徑不同，有著不同效果。我們得知，只要產氫技術、劑型、劑量、使用方式正確，即使超高濃度使用，也不會改變人體組織中的氧化還原平衡、血液酸鹼值……等，書中除了介紹氫是如何平衡身體，更重要的是分享您如何分辨真正安全優良的氫膠囊、氫氣機或氫水機，更提供各式量表，方便使用者選擇安全且正確的氫產品。

附錄1·參考文獻
（國際期刊論文＆書籍）

　　這是一本科普工具書，希望除了科學家，一般民眾也能簡單、快速理解，因此參考文獻已標註關鍵字、資料出處、文章主題，讀者們只需要透過google搜尋，就能找到完整資訊。

　　每位讀者對於資訊的收集、分析與認知必定會有差異，這裏列出的參考資料，不代表本書推薦任何公司、產品……等。

　　技術發展是一個隨著時代迭代升級的過程，先輩們透過早期技術幫助使用者能即早用到氫分子，後面的技術則以早期技術為基礎，不斷升級改良；結論，技術不分好壞，依據使用場景不同，只有新技術、舊技術以及使用成本高低的差異。

氫醫療聖經 附錄1查找 不定期更新
Unleashing The Therapeutic Power of Hydrogen

● 20220521_保護粒線體免受金屬和化學品傷害的策略

Integrative medicine (Encinitas, Calif.)

Strategies for Protecting Mitochondria from Metals and Chemicals.

● 20220411_分子氫作為治療肌痛性腦脊髓炎／慢性疲勞綜合徵的醫用氣體：基於文獻回顧的可能療效

Frontiers in Neurology

Molecular Hydrogen as a Medical Gas for the Treatment of Myalgic Encephalomyelitis/Chronic Fatigue Syndrome: Possible Efficacy Based on a Literature Review

● 20220318_分子氫在衰老和衰老相關疾病中的作用

Oxidative Medicine and Cellular Longevity

Role of Molecular Hydrogen in Ageing and Ageing-Related Diseases

● 20220210_氫呼吸_300 mL/min_1 hr/time，2 times/day (持續2週)_加速COVID-19患者功能恢復

International Journal of Environmental Research and Public Health

Molecular Hydrogen Positively Affects Physical and Respiratory Function in Acute Post-COVID-19 Patients: A New Perspective in Rehabilitation

● 20220128_會議報告：衰老研究和藥物發現

Aging

Meeting Report: Aging Research and Drug Discovery

● 20220125_氫水_1.2 ± 0.1 mg/L_1260 mL (4次給藥)_減輕職業足球運動員重複衝刺期間的表現下降

Nutrients

Molecular hydrogen mitigates performance decrement during repeated sprints in professional soccer players

● 20220101_分子氫作為延長健康壽命的營養品

Functional Foods and Nutraceuticals in Metabolic and Non-Communicable Diseases

Molecular hydrogen as a nutraceutical for extending the health span

● 20211125_Review_分子氫作為藥物：給藥方法的評估

Hydrogen

Molecular Hydrogen as Medicine: An Assessment of Administration Methods

● 20211014_氫呼吸_4%_(持續1 小時)_降低大鼠運動後氧化壓力且可增加粒線體生合成

Frontiers in Physiology

A comparison of the antioxidant effects between hydrogen gas inhalation and vitamin C supplementation in response to a 60-Min treadmill exercise in rat gastrocnemius muscle

● 20211008_氫水_16 mg/L_1L/day_增加COVID-19患者血氧以及運動耐力

Clinical Case Reports

Molecular hydrogen as an adjuvant therapy may be associated with increased oxygen saturation and improved exercise tolerance in a COVID-19 patient

● 20210708_晚期非小細胞肺癌的靶向治療：當前進展和未來趨勢

Journal of Hematology & Oncology

Targeted therapy in advanced non-small cell lung cancer: current advances and future trends

● 20210513_氫呼吸_3 L/min_ 6-8 hr/day (連續7天)_改善急性COPD患者症狀並具有高安全性及耐受性

Respiratory Research

Hydrogen/oxygen therapy for the treatment of an acute exacerbation of chronic obstructive pulmonary disease: results of a multicenter, randomized, double-blind, parallel-group controlled trial

● 20210510_Review_氫氧呼吸對COVID-19或COPD等呼吸疾病之安全及有效性

European Medical

Journalhttps://www.emjreviews.com/about-us/contact-us/

Oxy-hydrogen Gas: The Rationale Behind Its Use as a Novel and Sustainable Treatment for COVID-19 and Other Respiratory Diseases

● 20210304_Review_氫在慢性發炎疾病中的潛在治療應用：對粒線體氧化壓力可能的抑制作用

International journal of molecular sciences

Potential therapeutic applications of hydrogen in chronic inflammatory diseases: possible inhibiting role on mitochondrial stress

● 20210224_Review_氧化壓力與神經系統的關係

Cellular and Molecular Life Sciences

Oxidative stress and impaired
oligodendrocyte precursor cell
differentiation in neurological disorders

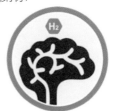

● 20210121_端粒長度作為生物年齡的標誌：最新技術、開
放問題和未來展望

Frontiers in Genetics

Telomere Length as a Marker of Biological Age: State-of-the-Art,
Open Issues, and Future Perspectives

● 20201225_氫呼吸_68.0%_30.0 mL/s (持續60分鐘)_減緩運動
後氧化壓力、肌肉損傷

Medical Gas Research

Impact of hydrogen-rich gas mixture inhalation through nasal
cannula during post-exercise recovery period on subsequent
oxidative stress, muscle damage, and exercise performances in men

● 20201222_Review_NAD$^+$的代謝與其在
衰老時細胞過程中的角色

NAD$^+$ metabolism and its roles in cellular
processes during ageing

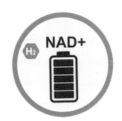

● 20210221_結腸靶向維生素對人體腸道
微生物組的組成和代謝活性的影響

Gut Microbes

Effects of colon-targeted vitamins on the composition and

metabolic activity of the human gut microbiome- a pilot study

● 20201229_煙醯胺單核苷酸 (NMN) 在視網膜脱離光感受器退行性模型中的神經保護作用和作用機制

Aging

Neuroprotective effects and mechanisms of action of nicotinamide mononucleotide (NMN) in a photoreceptor degenerative model of retinal detachment

● 20201227_氫水療_30 min_減緩專業運動員急性踝關節扭傷症狀

Research in Sports Medicine

Hydrotherapy with hydrogen-rich water compared with RICE protocol following acute ankle sprain in professional athletes: a randomized non-inferiority pilot trial

● 20201215_Review_氫分子在心血管及中樞神經系統中的作用

Antioxidants Molecular and Cellular Mechanisms Associated with Effects of Molecular Hydrogen in Cardiovascular and Central Nervous Systems

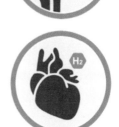

● 20201202_重編程以恢復年輕的表觀遺傳信息並恢復視力

Nature

Reprogramming to recover youthful epigenetic information and restore vision

● 20201010_腦衰老和阿茲海默症中的 APOE 等位基因及飲食

Frontiers in Aging Neuroscience

APOE Alleles and Diet in Brain Aging and Alzheimer's Disease

● 20201001_氫呼吸_2.4%_24、48 及 72 hr_美國Phase I 人體安全性試驗執行中（詳附錄2-4）

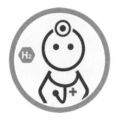

Safety of inhalated hydrogen gas mixtures in healthy volunteers

https://clinicaltrials.gov/ct2/show/NCT04046211?cond=NCT04046211&draw=2&rank=1

● 20200923_Review_氫醫學_氣體醫學的後起之秀

Traditional Medicine and Modern Medicine

Hydrogen medicine: A rising star in gas medicine

● 20200903_氫呼吸_人體試驗倫理委員會 (IRB) 審查通過_探討氫氣(Hydrogen gas) 吸入對社區型肺炎病患之輔助治療效果及其對微菌叢之影響與相關機轉之研究（詳附錄2-5）

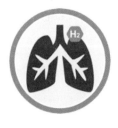

● 20200722_氫水_0.753 ± 0.012 mg/L_1.5 L/day (持續4週)_減少健康成人發炎反應及預防外周血細胞凋亡

Scientific Reports

Hydrogen-rich water reduces inflammatory responses and prevents apoptosis of peripheral blood cells in healthy adults: A randomized,

double-blind, controlled trial

● 20200615_氫呼吸_66%, 6 L/min_至出院
(平均約7天出院)_緩解COVID-19患者
的呼吸困難及其他相關呼吸病症

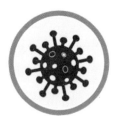

Journal of Thoracic Disease

Hydrogen/oxygen mixed gas inhalation improves disease severity
and dyspnea in patients with Coronavirus disease 2019 in a recent
multicenter, open-label clinical trial

● 20200514 _氫呼吸_2.4% (經鼻導管後約
吸入0.1-0.3%)_一次 (持續45min)_改善
氣喘及慢性阻塞性肺病 (COPD) 患者
的呼吸道發炎

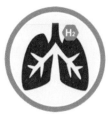

CQJM: An International Journal of Medicine

Hydrogen gas (XEN) inhalation ameliorates airway inflammation
in asthma and COPD patients

● 20200505_新型冠狀病毒肺炎診療方案

Chinese medical journal

Diagnosis and treatment protocol for novel coronavirus pneumonia
(trial version 7)

● 20200211_NAD$^+$補充可挽救生殖衰老期間的女性生育能力

Cell Reports

NAD$^+$ Repletion Rescues Female Fertility during Reproductive
Aging

● 20200206_注射飽和氫鹽水_0.3-0.4ppm_ 6ml/kg/day (持續7

天)_藉由逆轉能量代謝途徑，減輕過敏性小鼠炎症反應

www.nature.com/scientificreports

Hydrogen Attenuates Allergic Inflammation by Reversing Energy Metabolic Pathway Switch

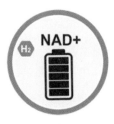

- 20200204_氫氧氣霧化機(國械准注20203080066)，輔助治療慢性阻塞性肺病急性加重期患者的症狀(COPD)（詳附錄2-3）

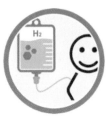

- 20200202_氫呼吸_氫氧器霧化機_第三類醫療器材 (國械准注20203080066)_輔助住院治療慢性阻塞性肺病 (COPD) 急性加重期症狀

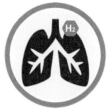

- 20200109_氫呼吸_67%, 3L/min_3-6 hr/day_非小細胞肺癌患者，轉移性腦瘤完全消失

OncoTargets and Therapy

Brain Metastases Completely Disappear in Non-Small Cell Lung Cancer Using Hydrogen Gas Inhalation: A Case Report

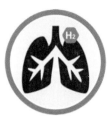

- 20191205_Review_氫分子結合針灸電化學對於癌症治療之影響_氫分子可作為為綠色、高效、安全且精確之癌症療法之一

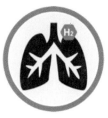

National Science Review

A green, efficient and precise hydrogen therapy of cancer based on in vivo electrochemistry

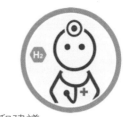

● 20191125_DNA甲基化老化時鐘：挑戰和建議

Genome Biology

DNA methylation aging clocks: challenges and recommendations

● 20191031_氫呼吸_4%_20 min (連續7天)_提升健康成人跑步表現能力及軀幹力量

Biology of Sport

Short-term H_2 inhalation improves running performance and torso strength in healthy adults

● 20190910_Review_人類疾病中的發炎及氧化壓力：從分子機制到新療法

International journal of molecular sciences

Inflammaging and oxidative stress in human diseases: from molecular mechanisms to novel treatments

● 20190806_Revew_氫分子治療癌症之機制_選擇性自由基清除，抗氧化，抑制腫瘤生長

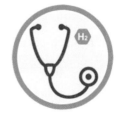

Frontiers in Oncology

Revew_Hydrogen Gas in Cancer Treatment

● 20190730_氫水_1280 ppb, 10 μg_ 1 times/3 weeks (持續4次)_保護小鼠類風濕性關節炎併肺侵犯

Journal of Cellular and Molecular Medicine

Effect of H_2 treatment in a mouse model of rheumatoid arthritis–associated interstitial lung disease

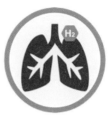

● 20190726_氫注射_5 ml/kg_減緩敗血症小鼠粒線體功能障礙及器官損傷

International Journal of Molecular Medicine

Hydrogen alleviates mitochondrial dysfunction and organ damage via autophagy mediated NLRP3 inflammasome inactivation in sepsis

● 20190702_Review_衰老和代謝疾病中的「下丘腦微炎症」範例

Cell metabolism

"Hypothalamic microinflammation" paradigm in aging and metabolic diseases

● 20190624_Review_粒線體、代謝及氧化壓力與精神疾病之關聯性_粒線體功能障礙導致之代謝改變及氧化壓力可作為精神疾病之因子

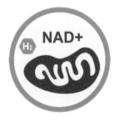

Antioxidants & Redox Signaling

Mitochondria, Metabolism, and Redox Mechanisms in Psychiatric Disorders

● 20190618_治療的層次結構：治療順序的起源和研究意義

Integrative Medicine: A Clinician's Journal

A Hierarchy of Healing: Origins of the Therapeutic Order and Implications for Research

● 20190617_硫化氫對大鼠神經疾病的保護作用

International Immunopharmacology

Nrf2/HO-1 signaling pathway participated in the protection of hydrogen T sulfide on neuropathic pain in rats

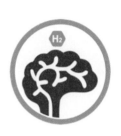

● 20190606_氫氧呼吸機_66.7%_3000mL/min, 3hr/day (持續3個月)_氫氧呼吸機是一種便宜、有效的治療手段，改善病人生活品質(QOL)、控制癌症預後

Medical Gas Research

"Real world survey" of hydrogen-controlled cancer: a follow-up report of 82 advanced cancer patients

● 20190605_氫呼吸_3hr/day_持續4-12週不等_人體試驗倫理委員會 (IRB) 審查通過_探討吸入性氫氣 (Hydrogen gas) 對肺腺癌病患服用標靶藥物的影響（詳附錄2-5）

Study the effects of inhalated hydrogen gas on lung adenocarcinoma patients treated with target agents

● 20190517_氫呼吸_42%_2 hr/time, twice daily (持續7天)_改善小鼠哮喘

International Immunopharmacology

Hydrogen gas inhalation enhances alveolar macrophage phagocytosis in an T ovalbumin-induced asthma model

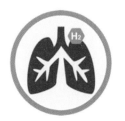

● 20190511_Review_氫分子治療敗血症之機制_抗氧化，抗發炎，抗細胞凋亡，抗休克，自噬調節作用

International Journal of Biological Sciences

Review_Recent Advances in Studies of Molecular Hydrogen against Sepsis

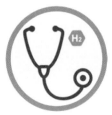

● 20190501_1_書名：氫氣控癌_p 104_Table 3_氫呼吸前後之生命質量(QLQ-C30)症狀評分_四週後各項數值改善

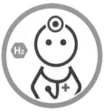

● 20190501_2_書名：氫氣控癌_p 106_Table 11_氫呼吸對於不同類型腫瘤患者之疾病控制率_肺腫瘤控制高

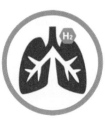

● 20190410_煙酰胺單核苷酸 (NMN) 補充劑可挽救腦微血管內皮功能和神經血管耦合反應，並改善老年小鼠的認知功能

Redox Biology

Nicotinamide mononucleotide (NMN) supplementation rescues cerebromicrovascular endothelial function and neurovascular coupling responses and improves cognitive function in aged mice

● 20190410_Review_氫氣_運動員之運動增能分子

Canadian Journal of Physiology and Pharmacology

Hydrogen gas: from clinical medicine to an emerging ergogenic molecule for sports athletes

● 20190204_藥物動力學_大鼠_氫呼吸_3%_0.2 L/min_氫在各器官即時濃度分佈_肌肉需要最長時間達飽和，肝臟中氫濃度最高

www.nature.com/scientificreports

Hydrogen gas distribution in organs after inhalation: Real-time monitoring of tissue hydrogen concentration in rat

● 20181106_氫呼吸_2.4%_一次(連續24小時)，減少新生豬心肺停止手術中腦部、腎臟缺血性損傷

JACC: Basic to Translational Science

Perioperatively Inhaled Hydrogen Gas Diminishes Neurologic Injury Following Experimental Circulatory Arrest in Swine

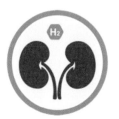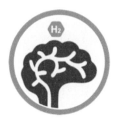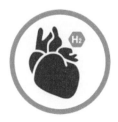

● 20181026_1_氫呼吸_99.99%, 1.67 L/min _3 hr/day (持續3個月)_改善末期大腸癌患者T細胞機能

Oncology Reports

Hydrogen gas restores exhausted CD8+ T cells in patients with advanced colorectal cancer to improve prognosis

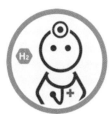

● 20181026_Review_氫分子治療阿茲海默症 (AD) 之機制_抗發炎、抗氧化壓力、抗細胞凋亡、調節細胞自自噬
Medical Gas Research
The role of hydrogen in Alzheimer's disease

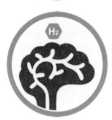

● 20180924_氫呼吸_40%_4 hr/day (持續7天)_治療過敏性鼻炎小鼠
Experimental and Therapeutic Medicine
Beneficial effects of hydrogen gas inhalation on a murine model of allergic rhinitis

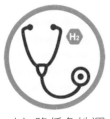

● 20180919_氫呼吸_2%_2.4L/min_30 min (一次)_降低急性運動帶來炎症和氧化壓力
Free Radical Biology and Medicine
Molecular hydrogen reduces acute exercise-induced inflammatory and T oxidative stress status

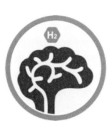

● 20180806_氫水_1.8 mg/L, 245 mL_三組分別於不同孕期提供_ 改善小鼠後代的自閉症行為異常
Frontiers in Behavioral Neuroscience
Hydrogen-Rich Water Ameliorates

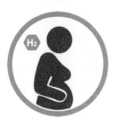

Autistic-Like Behavioral Abnormalities in Valproic Acid-Treated Adolescent Mice Offspring

● 20180721_APOE 和阿茲海默症：越來越多的證據表明靶向 APOE4 可能對抗阿茲海默症的發病機制

Molecular Neurobiology

APOE and Alzheimer's Disease: Evidence Mounts that Targeting APOE4 may Combat Alzheimer's Pathogenesis

● 20180523_氫水沐浴_1 ppm_10-15 min/ time, twice/week (持續8週)_改善牛皮蘚患者嚴重程度及生活質量

www.nature.com/scientificreports

Positive effects of hydrogen-water bathing in patients of psoriasis and parapsoriasis en plaques

● 20180510_氫呼吸_42%_3.8 L/min, 1 hr/ time, twice/day (持續30天)_保護小鼠免受香煙煙霧誘導的COPD發展

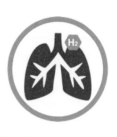

Journal of Thoracic Disease

Hydrogen gas inhalation protects against cigarette smoke-induced COPD development in mice

● 20180322_內皮 NAD^+-H_2S 信號網絡受損是血管老化的可逆原因

Cell

Impairment of an Endothelial NAD^+-H_2S Signaling Network Is a Reversible Cause of Vascular Aging

● 20180315_氫呼吸_66.7%_1 hr/day (持續7天)_改善過敏性氣喘小鼠的氣管發炎及氧化傷害

Asthma Research and Practice

Inhalation of hydrogen gas attenuates airway inflammation and oxidative stress in allergic asthmatic mice

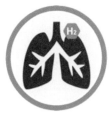

● 20180122_氫水_0.8-1.2 ppm_600mL/day (持續4週)_調節健康參與者之情緒、疲勞．透過「增加中央神經系統功能」來改善生活品質

Medical Gas Research

Hydrogen-rich water for improvements of mood, anxiety, and autonomic nerve function in daily life

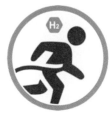

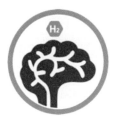

● 20171124_Review_分子氫：預防和治療各種疾病的醫用氣體

Oncotarget

Molecular hydrogen: a preventive and therapeutic medical gas for various diseases

● 20171114_氧化應激是否會縮短體內端粒

Biology Letters

Does oxidative stress shorten telomeres in vivo? A review

● 20170929_氫水_1.2-1.4 ppm_10 or 30 mL/kg/day (持續10週)_清除大鼠肺以及血液中外來PM 2.5，減少肺損傷，抑制脂

質過氧化。

The Journal of Biomedical Research

Hydrogen-enriched water eliminates fine
particles from the lungs and blood by
enhancing phagocytic activity

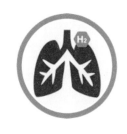

● 20170913_氫透析液_30-80 ppb，500mL/min_洗腎時的RO
水加氫，成為氫水 (持續12個月)_舒緩洗腎患者之降血壓
藥用量及疲勞感

Plos One

Possible clinical effects of molecular
hydrogen (H_2) delivery during hemodialysis
in chronic dialysis patients: Interim analysis
in a 12 month observation

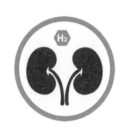

● 20170906_Review_精神疾病與代謝、氧化還原變化之關係

Redox Biology

Review article: Short overview on
metabolomic approach and redox changes in
psychiatric disorders

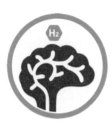

● 20170829_氫呼吸_65%_(按各實驗不
同)_增加小鼠對壓力的適應力

對急性壓力的承受力: 1 or 3hr/daily (持
續14天)

對長期壓力的承受力: 3hr/daily (持續14
天)

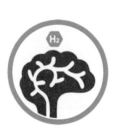

www.nature.com/scientificreports/

Molecular hydrogen increases resilience to stress in mice

● 20170615_Review_氫療法在神經系統變性疾病和急性神經元疾病的作用_氫分子有效預防神經系統變性疾病發作和急性神經元疾病的惡化

J. Clin. Biochem. Nutr.

Molecular hydrogen in the treatment of acute and chronic neurological conditions: mechanisms of protection and routes of administration

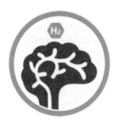

● 20170610_氫水_氫水_1ppm_小鼠自主飲用氫水 (持續4週) _抑制小鼠異位性皮膚炎 (AD) 炎症，改善疾病嚴重程度

Saudi Med J

Hydrogen water ameliorates the severity of atopic dermatitis- like lesions and decreases interleukin-1 β, interleukin-33, and mast cell infiltration in NC/Nga mice

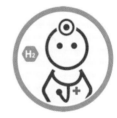

● 20170604_氫呼吸_3% _1hr/time，2 times/daily (持續7天)_治療急性腦梗塞患者是安全有效的

Journal of Stroke and Cerebrovascular Diseases

Hydrogen Gas Inhalation Treatment in Acute Cerebral Infarction: A Randomized Controlled Clinical Study on Safety and Neuroprotection

● 20170502_氫呼吸_2%、22%、41.6%_不同濃度，不同流速，2hr/day (持續4個月)_減緩香菸煙霧誘發大鼠產生類COPD肺病

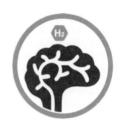

International Journal of COPD

Hydrogen coadministration slows the development of COPD-like lung disease in a cigarette smoke-induced rat model

● 20170307_Review_氫分子驅動細胞能量的代謝途徑_氫分子可以解決許多神經退行性疾病和心臟代謝疾病的能量代謝問題

Theranostics

Review_Does H$_2$ Alter Mitochondrial Bioenergetics via GHS-R1α Activation?

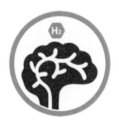 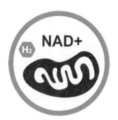 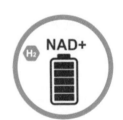

● 20170113_注射氫鹽水_>0.6 mM，腹腔:10 mL/kg; 鼻內: 20 μL_1 time/day (持續14天)_ 通過抗氧化作用，減輕豚鼠過敏性炎症、抑制過敏性鼻炎 (AR) 中嗜酸性球的增加和活化

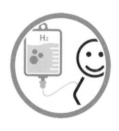

Journal of Inflammation

Hydrogen-rich saline attenuates eosinophil activation in a guinea pig model of allergic rhinitis via reducing oxidative stress

● 20161215_氫水機、氫水杯、罐裝氫水_日本消費廳_揭發10種「水素水、水素水機」氫氣含量不足，報告全文。（詳附錄2-6）

  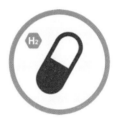

● 20161201_1_日本 厚生勞動省：先進醫療B_2%氫氣吸入療法治療院外心停止復甦症候群的腦損傷（詳附錄2-2）

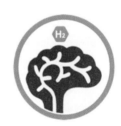

● 20161201_2_慶應義塾大學附屬醫院：氫氣吸入療法_氫減少大腦缺乏氧損傷，幫助心臟驟停後綜合症患者恢復（詳附錄2-7）

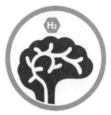

● 20161030_注射飽和氫鹽水；口服氫水_抑制小鼠氧化壓力來減緩類風濕性關節炎的發展

氫鹽水_>0.6mM_1 time/day（持續14天）

氫水_>0.6mM_10 mL/kg/天（持續45天）

Am J Transl Res

Molecular hydrogen decelerates rheumatoid

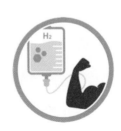

arthritis progression through inhibition of oxidative stress

● 20161001_氫水_2,600 ppb「配成5種濃度: 1,300、650、325、162、81 ppb」_按照試驗，時間不同_提升細胞內抗氧化劑、葡萄糖攝取、胰島素信號傳導、SIRT 1 及端粒酶活性等的生物標誌物水平與活性，並驗證了氫水的劑量依存效應 (dose-dependent.)

American Journal of Food and Nutrition
Effects of Hydrogenized Water on
Intracellular Biomarkers for Antioxidants,
Glucose Uptake, Insulin Signaling and SIRT
1 and Telomerase Activity

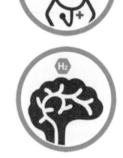

● 20160819_Review_抗憂鬱劑對精神疾病粒線體影響_了解抗憂鬱藥(ADs) 對粒線體功能障礙的影響有助於為精神疾病患者建立更有效的治療策略

Drug Development Resrarch
Antidepressant Action on Mitochondrial
Dysfunction in Psychiatric Disorders

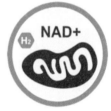

● 20160801_Review_情感疾病中氧化壓力的影響：生物標誌物、動物相關性、遺傳學觀點、抗氧化劑治療

Hindawi Publishing Corporation, Oxidative
Medicine and Cellular Longevity
Review Article: Oxidative Stress Implications in the Affective

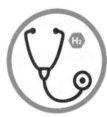

Disorders: Main Biomarkers, Animal Models Relevance, Genetic
Perspectives, and Antioxidant Approaches

● 20160622_氫水，50ppb，治療6個月
氫水，藉由抗氧化、抗發炎，來預防
洗腎患者血壓增高，預防血液循環減
弱，同時增加體表溫度，促進傷口癒
合。

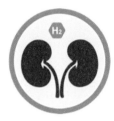

The hydrogen molecule as antioxidant therapy: clinical application
in hemodialysis and perspectives.

● 20160622_氫呼吸_2%_一次 (持續 18 小
時)_氫呼吸結合TTM (目標溫控治療)
對心停止復甦之缺血在灌注(PCAS)患
者是一種可行的治療方法

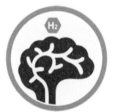

Circulation Journal Official Journal of the
Japanese Circulation Society

Feasibility and Safety of Hydrogen Gas

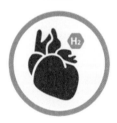

Inhalation for Post-Cardiac Arrest
Syndrome

First-in-Human Pilot Study –

● 20160609_載脂蛋白 E：從心血管疾病到神經退行性疾病
Journal of molecular medicine

Apolipoprotein E: from cardiovascular disease to neurodegenerative
disorders

● 20160113_固體氫_ 50 mg/kg/day (持續 13 週)_預防高脂肪飲

食大鼠之肝脂肪變性

Biochemical Pharmacology

Coral calcium hydride prevents hepatic steatosis in high fat diet-induced obese rats: A potent mitochondrial nutrient and phase II enzyme inducer

● 20151019_Review_氫分子醫療研究回顧_氫分子在疾病、治療相關病理學有突出的表現，但仍有許多未解難題

Medical Gas Research

Beneficial biological effects and the underlying mechanisms of molecular hydrogen – comprehensive review of 321 original articles –

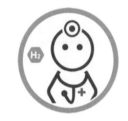

● 20151018_氫分子抑制巨噬細胞脂多糖觸發之NLRP3炎症活性

Biochimica et Biophysica Acta

Molecular hydrogen inhibits lipopolysaccharide-triggered NLRP3 inflammasome activation in macrophages by targeting the mitochondrial reactive oxygen species

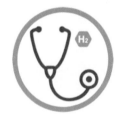

● 20151011_氫水_1000 ppb_一次 (持續 7 天)_活化大鼠Nrf2 抗氧化防禦途徑，減少氧化壓力和炎症反應來促進傷口癒合

Hindawi Publishing Corporation, Oxidative Medicine and Cellular Longevity

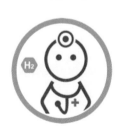

Research Article: Hydrogen-Rich Water Intake Accelerates Oral Palatal Wound Healing via Activation of the Nrf2/ Antioxidant Defense Pathways in a Rat Model

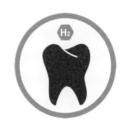

● 20150804_氫水注射_0.6 mmol/L_5 mL/k, 兩次 (術後1小時以及6小時)_改善內皮功能來保護小鼠敗血症

International Immunopharmacology

Molecular hydrogen protects mice against polymicrobial sepsis by ameliorating endothelial dysfunction via an Nrf2/HO-1 signaling pathway

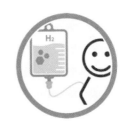

● 20150619_氫水_1.6ppm_自由取用 (持續10天)_改善大鼠肺動脈高壓

Evolving Technology/Basic Science:

Thoracic

Hydrogen ameliorates pulmonary hypertension in rats by anti-inflammatory and antioxidant effects

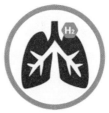

● 20150409_氫鹽水；氫呼吸；氫水_治療患者乾癬性關節炎

氫鹽水_1ppm_500mL (持續5天)

氫呼吸_3%_1hr/day (持續5天)

氫水_5-7ppm_500mL (持續5天)

Molecular Medicine Reports

Improvement of psoriasis-associated arthritis and skin lesions by treatment with molecular hydrogen: A report of three cases

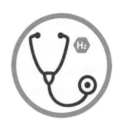

● 20150210_書名：Anatomy & Physiology for Speech, Language, and Hearing, 5th 作者：J. Anthony Seikel et al.

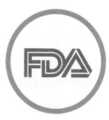

● 20141128_美國食品藥物管理局，對於氫氣安全性公開答覆文件_「氫氣」是屬於安全的食品添加物（詳附錄2-1）

● 20140918_Review_氫分子之運動醫療應用_氫分子能增加運動員之肌肉表現、減少疲勞感以及運動所引起的酸中毒 International Journal of Sports Medicine Molecular Hydrogen in Sports Medicine: New Therapeutic Perspectives

● 20140611_氫鹽水點滴_1ppm_500 mL/day (持續5天)_控制患者類風濕性關節炎 (RA) 的惡化，還能預防老化相關的發炎疾病

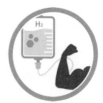

International Immunopharmacology Therapeutic efficacy of infused molecular hydrogen in saline on rheumatoid arthritis: A randomized, double-blind, placebo-controlled pilot study

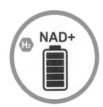

● 20140424_Review_氫分子特性、使用方式、臨床功效_強大

功效 (迅速擴散、抗氧化、抗炎) 和無副作用，氫治療具有
廣闊的臨床應用前景

Pharmacology & Therapeutics

Molecular hydrogen as a preventive
and therapeutic medical gas: initiation,
development and potential of hydrogen
medicine

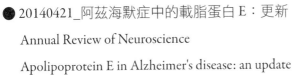

● 20140421_阿茲海默症中的載脂蛋白 E：更新

Annual Review of Neuroscience

Apolipoprotein E in Alzheimer's disease: an update

● 20130710_Review_自由基對老化影響

Antioxidants & Redox Signaling

The Free Radical Theory of Aging Revisited:
The Cell Signaling Disruption Theory of
Aging

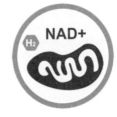

● 20130613_氫水_0.55–0.65 mM_1200–1800 mL/day (持續6
週)_改善B型肝炎患者體內氧化壓力

The American Society for Clinical Pharmacology and Therapeutics

Effect of Hydrogen–Rich Water on Oxidative Stress, Liver
Function, and Viral Load in Patients with Chronic Hepatitis B

● 20130606_Review_衰老的特徵

Cell

The hallmarks of aging

● 20130531_氫注射_0.6 mmoL/L_輻射前5 min_減少大鼠因輻

射引起的皮炎

Journal of Dermatological Treatment

Hydrogen protects rats from dermatitis caused by local radiation

● 20130516_氫呼吸_2%_2 L /min (持續60小時)_減緩小鼠高氧肺損傷

The American Journal of Physiology – Lung Cellular and Molecular Physiology

Hydrogen gas reduces hyperoxic lung injury via the Nrf2 pathway

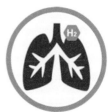

●2 0130422_氫水_0.2–0.25 mM_900–1010 mL/day (持續10週)_改善代謝症候群患者體內數值

Journal of Lipid Research

Hydrogen-rich water decreases serum LDL-cholesterol levels and improves HDL function in patients with potential metabolic syndrome

● 20130401_氫注射_5 Ml/day & 10 Ml/day (注射三次)_改善氣喘小鼠支氣管增生及肺組織發炎狀況

European Review for Medical and Pharmacological Sciences

Hydrogen-rich saline reduces airway remodeling via inactivation of NF-κ B in a murine model of asthma

● 20130313_書名: Free Radicals and Aging_自由基促使老化，造就疾病與死亡（詳附錄2-8）

作者：Ingrid Emerit Chance

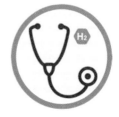

章節：Free radical theory of aging: History
(Harman D. Aging: a theory based on free
radical and radiation chemistry. J Gerontol
1956: 11: 298-300.)

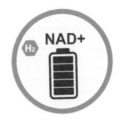

● 20121002_氫水_4~5 ppm_530mL/day (持續4週)_減少氧化壓
力，治療類風濕性關節炎 (RA) 患者
Medical Gas Research
Consumption of water containing a high
concentration of molecular hydrogen
reduces oxidative stress and disease activity
in patients with rheumatoid arthritis: an
open-label pilot study

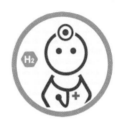

● 20120910_氫水_100%, 0.8 mM和10%, 0.08 mM_自主飲用 (持
續3個月)_誘導肝FGF21和刺激小鼠的能量代謝，改善肥胖
和糖尿病
Intervention and Prevention
Molecular Hydrogen Improves Obesity and
Diabetes by Inducing Hepatic FGF21 and
Stimulating Energy Metabolism in db/db
Mice

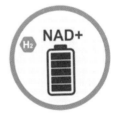

● 20120420_標註_氫水_0.92-1.02 mM_ 500ml/次(喝三次)_降
低運動後血中乳酸水平及改善肌無力
Medical Gas Research
Pilot study: Effects of drinking hydrogen-rich water on muscle

fatigue caused by acute exercise in elite athletes

● 20120215_Review_神經退行性疾病與氧
化壓力關係以及病理過程的治療策略
Neural Regeneration Research
Oxidative stress in neurodegenerative
diseases

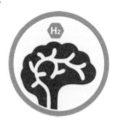

● 20120209_飽和氫鹽水_0.6 mM_ 6 ml/
kg/day (持續3個月)_減輕高血壓大鼠血
管功能障礙
Biochemical Pharmacology
Chronic hydrogen-rich saline treatment
attenuates vascular dysfunction in
spontaneous hypertensive rats

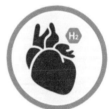

● 20120206_慢性阻塞性肺疾病 (COPD)
及哮喘患者之痰基質金屬蛋白酶12 (M
M P 12) 與疾病嚴重程度之關係
The Journal of Allergy and Clinical
Immunology
Sputum matrix metalloproteinase-12 in
patients with chronic obstructive pulmonary disease and asthma:
Relationship to disease severity

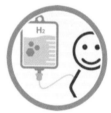

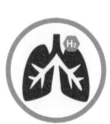

● 20111226_Review_自由基與氧化壓力的形成／皮膚中抗氧
化劑_抗氧化劑預防氧化壓力與自由基帶來皮膚老化
Hindawi Publishing Corporation, Dermatology Research and

Practice

Review Article: Free Radicals and Extrinsic
Skin Aging

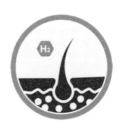

● 20111003_氫水_0.5 ppm_1 L/day (持續
12週) 與0.5L/day (持續8週)_改善患者
粒線體和發炎性肌肉病變

Medical Gas Research

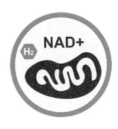

Open-label trial and randomized, double-
blind, placebo-controlled, crossover trial of
hydrogen-enriched water for mitochondrial
and inflammatory myopathies

● 20110912_氫水_800-1000 μg/L_自由取用 (持續4週)_減緩
大鼠牙周病

Journal of Clinical Periodontology

Hydrogen-rich water attenuates experimental periodontitis in a rat
model

● 20110607_氫水_0.55-0.65 mM_2000 mL/day (持續6週)_影響
肝腫瘤放療患者生活質量

Medical Gas Research

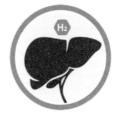

Effects of drinking hydrogen-rich water on
the quality of life of patients treated with
radiotherapy for liver tumors

● 20110520_Review_清除自由基/缺血再灌注展現保護作用/
抗炎/預防抗癌藥副作用_降低氧化壓力，改善粒線體疾病

Biochimica et Biophysica Acta

Review: Molecular hydrogen is a novel antioxidant to efficiently reduce oxidative stress with

potential for the improvement of mitochondrial diseases

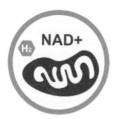 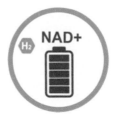

● 20110101_Review_氫分子在預防和治療應用中具有作為新型抗氧化劑的潛力與未解之謎

Current Pharmaceutical Design

Review_Recent Progress Toward Hydrogen

Medicine: Potential of Molecular Hydrogen

for Preventive and Therapeutic Applications

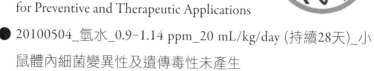

● 20100504_氫水_0.9-1.14 ppm_20 mL/kg/day (持續28天)_小鼠體內細菌變異性及遺傳毒性未產生

Toxicology and Industrial Health

Biological safety of neutral-pH hydrogen-enriched electrolyzed water upon mutagenicity, genotoxicity and subchronic oral toxicity

● 20100412_氫透析液_48 ppb_3 times/week (持續6個月)_改善長期透析患者血液中發炎反應

Nephrol Dial Transplant

A novel bioactive haemodialysis system using dissolved dihydrogen

(H_2) produced by water electrolysis: a clinical trial

● 20100219_氫注射_0.6 mmoL/L_5 mg/kg/day (持續8週)_改善大鼠由AB1-42引起之神經炎及阿茲海默症

Brain Research

Hydrogen-rich saline improves memory function in a rat model of amyloid-beta-induced Alzheimer's disease by reduction of oxidative stress

● 20090813_載脂蛋白E在阿茲海默症中的作用

Neuron

The role of apolipoprotein E in Alzheimer's disease

● 20090810_APOE 基因型、脂質和冠心病風險

Archives of Internal Medicine

APOE Genotype, Lipids, and Coronary Heart Disease Risk: A Prospective Population Study

● 20090701_氫水_2g/kg/day (一次與持續4週)_未發現毒性現象

Journal of Toxicological Sciences

Single and repeated oral dose toxicity study of fucovanthin (FX), a marine carotenoid, in mice

● 20090212_幹細胞群中的端粒長度維持

Biochimica et Biophysica Acta

Telomere length maintenance in stem cell populations

● 20090119_腸道脂質吸收

Intestinal lipid absorption

The American Journal of Physiology-Endocrinology and Metabolism

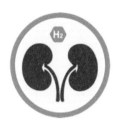

● 20090116_氫呼吸；氫水_減輕小鼠順鉑 (抗癌藥) 誘導的腎毒性

氫呼吸_1%, 10L/min_持續9天

氫水_0.8mM_不同實驗不同劑量

Cancer Chemotherapy and Pharmacology

Molecular hydrogen alleviates nephrotoxicity induced by anti-cancer drug cisplatin without compromising anti-tumor activity in mice

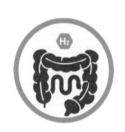

● 20080620_氫呼吸_2%_移植前1 hr至術後1 hr_改善大鼠腸道移植物損傷的氧化應激

American Journal of Transplantation

Hydrogen Inhalation Ameliorates Oxidative Stress in Transplantation Induced Intestinal Graft Injury

● 20080618_氫水_穩定大於0.4 mM_自由取用 (持續8週)_減輕小鼠經壓力造成的學習能力及記憶力下降

Neuropsychopharmacology

Consumption of Molecular Hydrogen Prevents the Stress-Induced Impairments in Hippocampus-Dependent Learning Tasks during Chronic Physical Restraint in Mice

● 20080117_APOE基因型對氧化應激、炎症和疾病風險的影響

Molecular Nutrition and Food Research

Impact of apoE genotype on oxidative stress, inflammation and disease risk

● 20080117_氫水_1.2 ppm_ 900 mL/day (持續8週)_氫水對於患者預防第二型糖尿病及胰島素抵抗有益處

Nutrition Research

Supplementation of hydrogen-rich water improves lipid and glucose metabolism in patients with type 2 diabetes or impaired glucose tolerance

● 20070507 _氫水；氫呼吸_快速跨膜擴散，快速與ROS反應，從而防止氧化壓力

細胞：氫水_0.6 mM

動物：氫呼吸_1%、2%、4%_按照試驗，時間不同

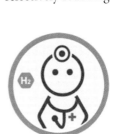

Nature Medicine

Hydrogen acts as a therapeutic antioxidant by selectively reducing cytotoxic oxygen radicals

● 20070101_一氧化氮及過氧化亞硝酸鹽對健康和疾病的影響

The American Physiological Society

Nitric Oxide and Peroxynitrite in Health and Disease

● 20040401_Stevens-Johnson 綜合症的標誌物

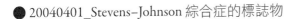

Nature

Medical genetics: a marker for Stevens–Johnson syndrome

● 20030730_載體介導的水溶性維生素腸道吸收的最新進展

Annual Review of Physiology

Recent advances in carrier-mediated intestinal absorption of water-soluble vitamins

● 20030310_Benson王光毅參與台北榮民總醫院 精神科 醫療團隊_失智症基因研究Neuroscience Letters

Lack of association between the interleukin-1alpha gene C (2889) T polymorphism and Alzheimer's disease in a Chinese populationq (122)(103)

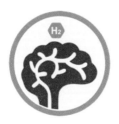
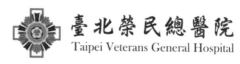

● 20010425_高壓氫呼吸_0.7MPa (8 atm)_持續2週_治療寄生蟲誘發的小鼠肝臟炎症

Comptes Rendus de L'academie des sciences. Serie III

Anti-inflammatory properties of molecular hydrogen: investigation on parasite-induced liver inflammation

● 20000602_單態氧與細胞凋亡的關係

The Journal of Biological Chemistry

p38 Mitogen-activated Protein Kinase Mediates Bid Cleavage, Mitochondrial Dysfunction, and Caspase-3 Activation during Apoptosis Induced by Singlet Oxygen but Not by Hydrogen Peroxide

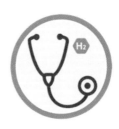

● 20000501_鋅在體內之吸收及排泄

Journal of Nutrition

Overview of zinc absorption and excretion in the human gastrointestinal tract

● 19991223_鐵代謝紊亂

The New England journal of medicine

Disorders of iron metabolism

● 19980501_鈣吸收_礦物質吸收範例

Journal of Nutrition

Calcium absorption: A paraadigm for mineral absorption

● 19930927_氫呼吸_49%_500m海面下_改善潛水員的心理狀況

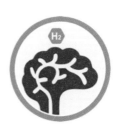

The American Physiological Society

Psychophysiological reactions in humans during an open sea dive to 500 m with a hydrogen-helium-oxygen mixture

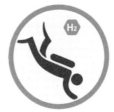

● 19751010_高壓氫呼吸_97.5% (8 atm)_持

續2週_治療無毛白化症皮膚鱗狀細胞癌小鼠

Sciences

Hyperbaric Hydrogen Therapy: A Possible Treatment for Cancer

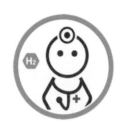

● 19560701_Review_人體內自由基生成 (OH/HO2) 與體內易氧化物反應損壞細胞功能_衰老歸因於自由基對細胞和結締組織產生不良反應

Journal of Gerontology

Aging: a theory based on free radical and radiation chemistry.

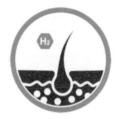

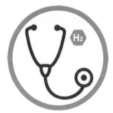

* 附錄2至附錄5請見《氫分子醫學聖經手冊》

謝誌

李景隆

《氫分子醫學聖經》得以完成，首先必須感謝所有參與者，讓每個章節內容豐富、清晰明瞭。

另外感謝下列許多醫生及專家，提供專業知識，提高本書可信度：

1. 美國 Dr. Frank L. Douglas醫師 FDA的科技諮詢委員
2. 蔡良敏 教授 醫師 院長
3. 美國 May Saunders律師 矽谷開業、醫學中心博士、美國專利審查官
4. 日本 上部一馬 先生 記者、健康類暢銷書作家
5. 牟聯瑞 醫師 秀傳醫療體系　　副總裁
6. Samantha 黃玉華 博士 英國牛津碩士、美國醫學院雙博士、哈佛醫學院研究員、媒體人、行銷人、連續創業家
7. 劉峰誠 醫師 三總風濕免疫科主任、副教授
8. 沈明忠 醫師 桃總風濕免疫科主任
9. 美國 劉謙逸 醫師 自然醫學
10. 王復蘇 醫師 美國心臟學院院士、省立新竹醫院院長
11. 楊紹民 醫師 百大良醫、診所院長、高雄長庚身心科
12. 黃柏堯 醫師 國泰醫院老人醫學科主任

13. 林靖雯 醫師 家醫科、沐亭功能醫學 創辦人
14. 周秀枝 藥師 業務專業、跨國藥廠GSK 院長級主要客戶經理
15. 和合生醫科技：台灣、美國、日本、英國的工作夥伴群。

　　最後，特別感謝 和合生醫科技（HoHo Biotech）提供氫膠囊、氫呼吸機及氫水機，讓本協在實務上快速理解。

　　本協會希望透過本書，提供社會大眾氫氣使用的相關資訊、商品選購依據，並將其普及化。

HoHo Biotech 和合生醫科技股份有限公司

Unleashing The Therapeutic Power of Hydrogen

   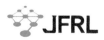

我　們　對　產　品　的　把　關　標　準

國家圖書館出版品預行編目資料

氫分子醫學聖經（2022最新版）／中華創新未來協會
編著. –初版.–臺北市：中華創新未來協會，2022.10
　　面；　公分
ISBN 978-986-06035-2-1（平裝）
1.CST：健康法　2.CST：氫
411.1　　　　　　　　　　　　　　111014797

氫分子醫學聖經（2022最新版）

編　　著	中華創新未來協會	
出　　版	中華創新未來協會	
	112台北市北投區自強街178號3樓	
	電話：0987-792093	
設計編印	白象文化事業有限公司	
	專案主編：陳逸儒　經紀人：徐錦淳	
經銷代理	白象文化事業有限公司	
	412台中市大里區科技路1號8樓之2（台中軟體園區）	
	出版專線：（04）2496-5995　　傳真：（04）2496-9901	
	401台中市東區和平街228巷44號（經銷部）	
	購書專線：（04）2220-8589　　傳真：（04）2220-8505	
印　　刷	基盛印刷工場	
初版一刷	2022年10月	
定　　價	550元	

缺頁或破損請寄回更換
版權歸作者所有，內容權責由作者自負

氫分子醫學聖經手冊

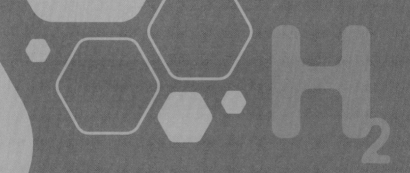

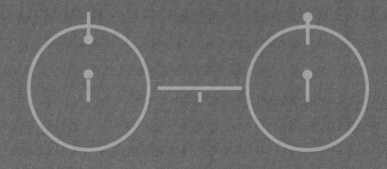

附錄2・參考資料補充文件

附錄2-1

20141128_美國食品藥物管理局，對於氫氣安全性公開答覆文件_「氫氣」是屬於安全的食品添加物（補充說明：美國FDA認可氫分子抗氧化特性，並可接受GMP法規標準製造，且純度達到99.995%（4N5）的「氫分子」，作為是美國FDA認可之食品添加物標準）。

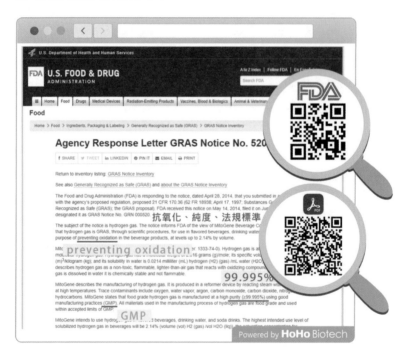

附錄2-2

20161201_1_日本 厚生勞動省:先進醫療B_2%氫氣吸入療法治療院外心停止復甦症候群的腦損傷

厚生省官網公告如下：

第3項先進医療【先進医療Ｂ】

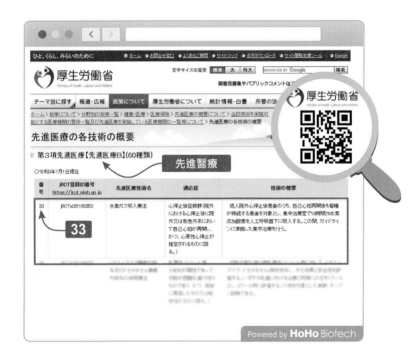

附錄2-3

20200202_氫呼吸_氫氧器霧化機_第三類醫療器材（国械准注20203080066）_輔助住院治療慢性阻塞性肺病（COPD）急性加重期症狀

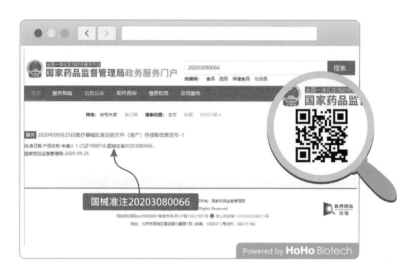

附錄2-4

20201001_氫呼吸_2.4%_24、48 及 72 hr_美國Phase I 人體安全性試驗執行中 （團隊：美國 哈佛醫學院；地點：波士頓兒童醫院；試驗設計：A組2人 24 hr；B組 2人 48 hr；C組 4人 72 hr；試驗編號：NCT04046211）

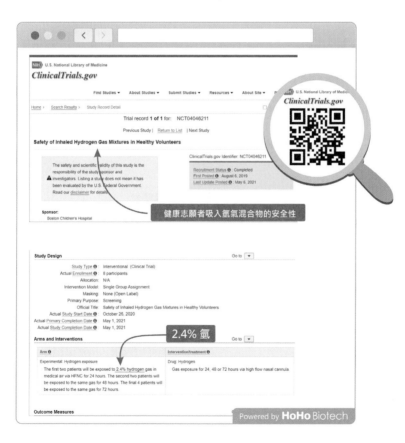

附錄2-5

20200903_氫呼吸_人體試驗倫理委員會（IRB）審查通過_探討氫氣（Hydrogen gas）吸入對社區型肺炎病患之輔助治療效果及其對微菌叢之影響與相關機轉之研究（詳見http://www.tapmh-hydrogen.org.tw/4/26）

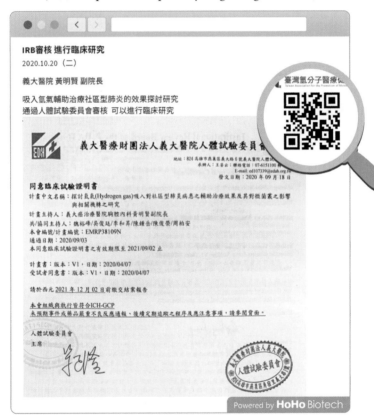

附錄2-6

20161215_日本消費廳_揭發10種「水素水、水素水機」都不含氫氣，報告全文。

（詳見http://www.kokusen.go.jp/pdf/n-20161215_2.pdf）

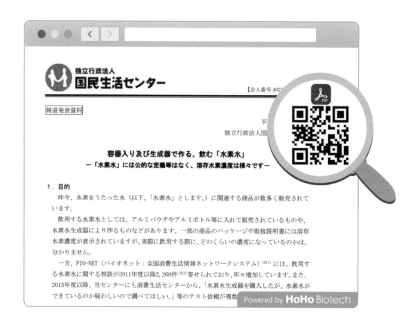

附錄2-7

20161201_2_慶應義塾大學附屬醫院: 氫氣吸入療法_氫減少大腦缺乏氧損傷，幫助心臟驟停後綜合症患者恢復

（詳見：http://www.hosp.keio.ac.jp/about/yakuwari/senshin/senshin16.html）

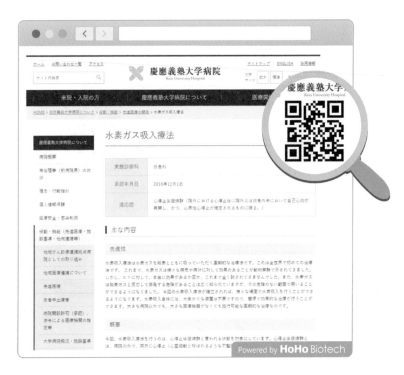

附錄2-8

20130313_書名: Free Radicals and Aging_自由基促使老化，造就疾病與死亡

作者：Ingrid Emerit Chance章節：Free radical theory of aging: History（Harman D. Aging: a theory based on free radical and radiation chemistry. J Gerontol 1956: 11: 298-300.）

Free Radicals and Aging
ed. by I. Emerit & B. Chance
© 1992 Birkhäuser Verlag Basel/Switzerland

Free radical theory of aging: History

Denham Harman

University of Nebraska College of Medicine, Omaha, Nebraska 68198-4635, USA

Summary. Aging is the accumulation of changes responsible for the sequential alterations that accompany advancing age and the associated progressive increases in the chance of disease and death. These changes can be attributed to disease, environment, and the inborn aging process.

The aging process is now the major risk factor for disease and death after about age 28. The free radical theory of aging arose in 1954 from a consideration of aging phenomenon from the premise that a single common process, modifiable by genetic and environmental factors, was responsible for the aging and death of all living things. The theory postulates that aging is caused by free radical reactions, i.e., these reactions may be involved in production of the aging changes associated with the environment, disease and the intrinsic aging process. The origination of the theory and its application to the problem of increasing the functional life span are discussed.

Support for the free radical theory of aging has increased progressively and now includes: 1) studies on the origin of life and evolution, 2) studies on the effect of ionizing radiation on living things, 3) dietary manipulations of endogenous free radical reactions, 4) the plausible explanations it provides for aging phenomena, and 5) the growing numbers of studies that implicate free radical reactions in the pathogenesis of specific diseases.

The rapidly growing number of scientists involved in studies on the role of free radical reactions in biological systems should assure future significant increases in the healthy, useful, life span of man.

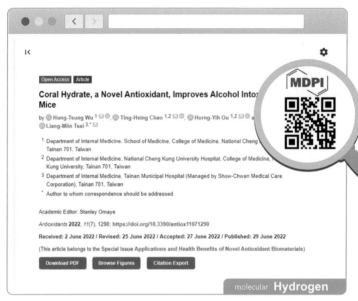

Open Access Article

Coral Hydrate, a Novel Antioxidant, Improves Alcohol Into[...] Mice

by Hung-Tsung Wu [1], Ting-Hsing Chao [1,2], Horng-Yih Ou [1,2] a[...] Liang-Miin Tsai [3,*]

1 Department of Internal Medicine, School of Medicine, College of Medicine, National Cheng [...] Tainan 701, Taiwan

2 Department of Internal Medicine, National Cheng Kung University Hospital, College of Medicine, [...] Kung University, Tainan 701, Taiwan

3 Department of Internal Medicine, Tainan Municipal Hospital (Managed by Show-Chwan Medical Care Corporation), Tainan 701, Taiwan

* Author to whom correspondence should be addressed.

Academic Editor: Stanley Omaye

Antioxidants 2022, 11(7), 1290; https://doi.org/10.3390/antiox11071290

Received: 2 June 2022 / Revised: 25 June 2022 / Accepted: 27 June 2022 / Published: 29 June 2022

(This article belongs to the Special Issue Applications and Health Benefits of Novel Antioxidant Biomaterials)

Download PDF   Browse Figures   Citation Export

molecular **Hydrogen**

材料取得：加氫或不加氫的多孔珊瑚水合物氧化進行研究 (於文獻中 2.1)

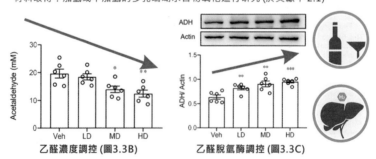

乙醛濃度調控 (圖3.3B)　　　　乙醛脫氫酶調控 (圖3.3C)

附錄2-10

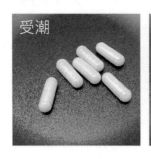
受潮

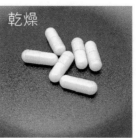
乾燥

Q：為何氫膠囊顏色會由白色變深色？

A：我們每日取用氫膠囊，包裝開開關關，多少都會吸到水氣，變色是正常的，正常情況下並不影響其品質。也因為氫膠囊親水，所以我們在包裝內部都會放入乾燥劑，盡可能地維持乾燥。台灣屬於潮濕的氣候，當您拆封時取用完成，請盡速蓋上瓶蓋，減少水氣接觸。

Q：氫膠囊包裝內有乾燥劑，用到最後時為何氫膠囊還是會變色？

A：每當你打開一次，就會有相對較高濕氣進入包裝內，此時氫膠囊會接收到少許的水氣，乾燥劑也會接收到。

膠囊與乾燥劑同時在吸收水氣，雖乾燥劑親水性更強，可以搶走更多水氣，但氫膠囊多少也會吸收部分。所以顏色變的相對深一點是正常的，只要沒有明顯的結塊，並不影響品質。

我們在大賣場買的300顆綜合維他命，每天一顆吃到一半也是會有變色的狀況，但不影響其品質，因水氣使得顏色看起比平常更深一些。例如：維他命C。

附錄3．氫分子醫療，醫師/教授著作-推薦書單

整理者：王光毅Benson　Email：bbban1024@gmail.com

附錄3-1

2020_氫氣免疫療法讓癌症消失了！？

日本腫瘤免疫權威告訴你如何快速提升免疫，打造「能迎戰疾病的身體」水素ガスでガンは消える!？

作者：日本 赤木純兒 醫師（腫瘤免疫專科醫師，日本外科學會專科醫師、指導醫師）

出版社：時報出版

附錄3-2

2019_氫氣控癌：理論和實踐

作者：中國 徐克成 醫師、教授（暨南大學 附屬復大腫瘤醫院 創始人、榮譽總院長）

出版社：羊城晚報

附錄3-3

2019_氫水能救命：氫分子的疾病治療遠景
作者：台灣 呂鋒洲 教授（台大醫學院 生化研究所 教授兼所長）
出版社：元氣齋

附錄3-4

2017_淺談氫分子：預防疾病之原理及應用實證
作者：台灣 劉燦榮 教授（美國自由基生物醫學院及國家臨床生化學院 院士、美國舊金山州立大學臨床科學系 教授）

附錄4‧教育訓練、產品篩選工具

　　此附錄不僅協助氫分子產品之銷售，同時也讓讀者及消費者更清楚了解氫分子在人體內之效用，及各種產品之選購依據，期望能傳遞正確的氫分子基本知識給各類型之讀者。

　　此部分圖示製作成易剪裁之形式，讓銷售者及讀者能更輕鬆攜帶完整的氫分子重要資訊。

圖1-3.1 「氫分子醫學」之全球人體試驗項目與法規發展

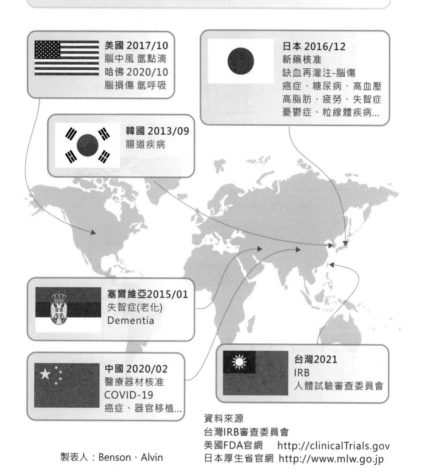

Growth未來潛力

2016/12 日本核准氫分子醫療新藥
2020/02 中國核准氫氧呼吸機第三類醫療器材銷售
2020/10 美國哈佛醫學院開始氫呼吸醫療規模性人體試驗
2021　　台灣IRB人體試驗審查委員會

美國 2017/10
腦中風 氫點滴
哈佛 2020/10
腦損傷 氫呼吸

日本 2016/12
新藥核准
缺血再灌注-腦傷
癌症、糖尿病、高血壓
高脂肪、疲勞、失智症
憂鬱症、粒線體疾病...

韓國 2013/09
腸道疾病

塞爾維亞2015/01
失智症(老化)
Dementia

中國 2020/02
醫療器材核准
COVID-19
癌症、器官移植...

台灣2021
IRB
人體試驗審查委員會

資料來源
台灣IRB審查委員會
美國FDA官網　　http://clinicalTrials.gov
日本厚生省官網 http://www.mlw.go.jp

製表人：Benson、Alvin

氫分子目前在日本及中國為醫療類產品，美國最頂尖
醫學院，哈佛醫學院團隊也正在進行人體試驗，「氫分子醫
學」趨勢已經形成。

圖2.1 氫分子醫療發展歷史

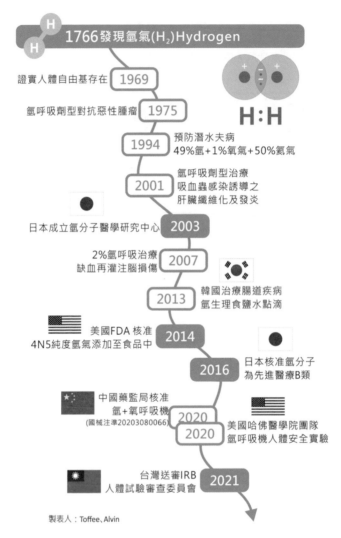

1766發現氫氣(H₂)Hydrogen

證實人體自由基存在 1969

氫呼吸劑型對抗惡性腫瘤 1975

1994 預防潛水夫病
49%氫+1%氧氣+50%氦氣

2001 氫呼吸劑型治療
吸血蟲感染誘導之
肝臟纖維化及發炎

日本成立氫分子醫學研究中心 2003

2%氫呼吸治療
缺血再灌注腦損傷 2007

2013 韓國治療腸道疾病
氫生理食鹽水點滴

美國FDA核准 2014
4N5純度氫氣添加至食品中

2016 日本核准氫分子
為先進醫療B類

中國藥監局核准
氫+氧呼吸機
(國械注準20203080066) 2020
2020 美國哈佛醫學院團隊
氫呼吸機人體安全實驗

台灣送審IRB
人體試驗審查委員會 2021

製表人：Toffee、Alvin

　　氫分子於1766年被發現後，持續累積醫療證據研究，近十年來數萬篇研究報告與各國陸續核准其醫療應用，驗證「氫分子醫學」可靠度極佳。

圖3-1.1 氫分子特性

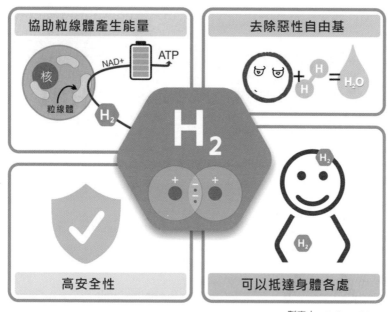

協助粒線體產生能量

去除惡性自由基

高安全性

可以抵達身體各處

製表人：Toffee、Alvin

1. 高安全性：無毒、無副作用
2. 促進細胞能量代謝
3. 去除氧化傷害
4. 循環全身

表 10-2-1 氫分子補充（Supplement），輔助醫療之優點

National Defense Medical Center

N Nature 自然

D Down the aging process 減少老化

M Molecular hydrogen 小分子形式

C Create youthful vitality 創造年輕活力

Tri-Service General Hospital

T Tables and inhalers 口服與吸入劑型

S Safe without side effect 安全無副作用

G Great for the entire family 對全家人都好

H Healthy 健康

製表人：劉峰誠醫師、Alvin

圖00-1自由基的故事

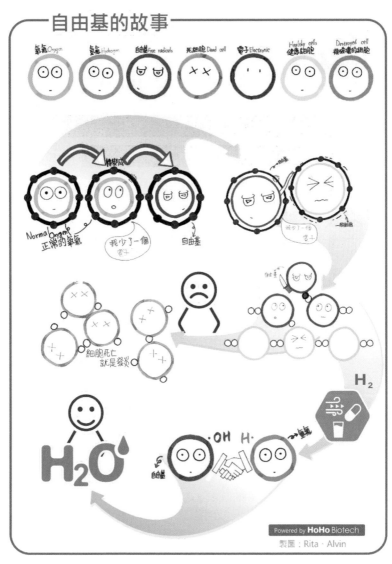

惡性自由基的人體電子爭奪戰，來自體內自由基的過度累積，造成慢性發炎、細胞死亡。氣體、固體、液體氫攝取，結合毒性自由基，變成無毒的水排出體外。

圖4-2.3自由基相對活性（見參考文獻 20140424）

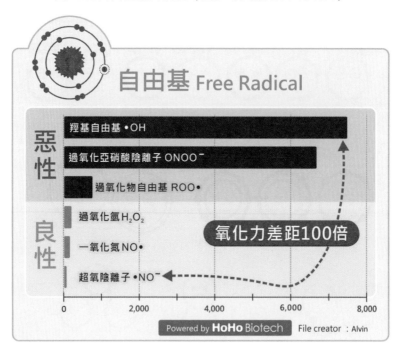

惡性自由基，氧化傷害力是良性自由基的100倍，因此，精準靶向的消除毒性自由基，保留良性自由基，是抗氧化的核心策略。

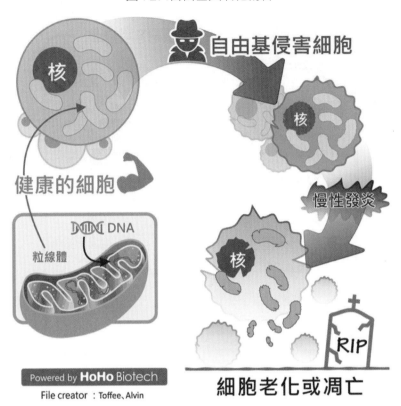

圖4-2.4自由基與氧化傷害

健康的細胞、粒腺體，充滿能量與活力，受惡性自由基
傷害，會帶來:

1. 氧化傷害　2. 慢性發炎　3. 細胞凋亡。

圖4.1 氫分子醫學作用機制圖

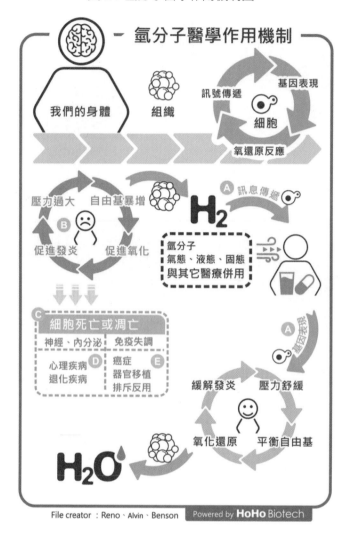

國際論文證實，氫分子藉由調控體內訊息傳遞及基因表現，達到自由基平衡、緩解發炎、調節細胞凋亡 (Apoptosis) 之效用。

圖13-1.1 氫分子補充示意圖

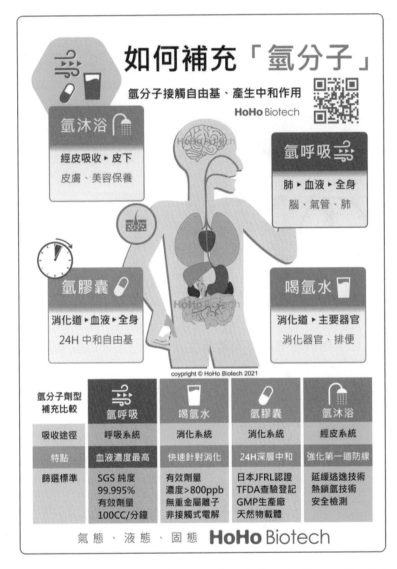

氫分子補充有三種載體（固體、液體、氣體），因為吸收途徑不同，效果不同。

圖13-1.2 氫分子各劑型於體內路徑時間比較

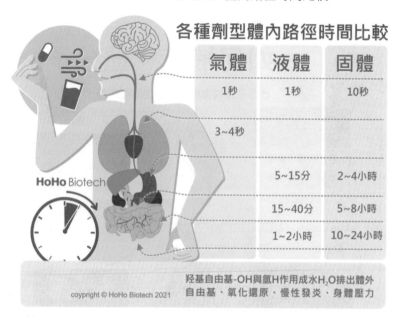

各種劑型體內路徑時間比較

氣體	液體	固體
1秒	1秒	10秒
3~4秒		
	5~15分	2~4小時
	15~40分	5~8小時
	1~2小時	10~24小時

羥基自由基-OH與氫H作用成水H_2O排出體外
自由基、氧化還原、慢性發炎、身體壓力

HoHo Biotech

coypright © HoHo Biotech 2021

由於氫分子透過不同載體在人體內的吸收途徑不同，藥物動力學路徑、時間也不同。

圖13-1.3 氫分子固體、液體、氣體之差異分析

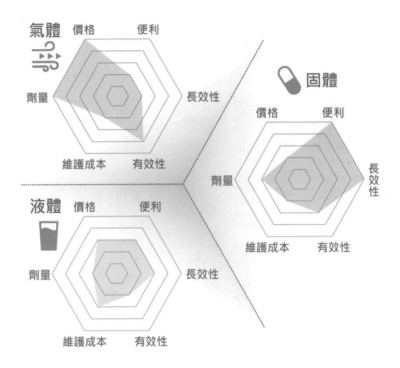

消費者最關心的六個指標：

1. 價格

2. 使用便利性

3. 長效性

4. 有效性

5. 維護成本

6. 劑量（氫濃度）高低

圖6-1.1 產氫技術世代差異分析

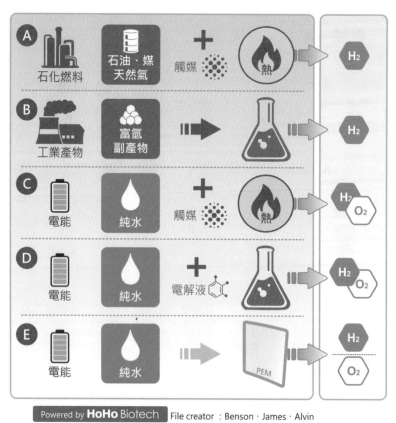

圖10-1.1 產氫技術世代差異分析

世代差異分析

		第1代	第1.5代	第2代	第2.5代	第3代	第4代
產氫技術		高壓鋼瓶	鎂棒/鎂粉	熱裂解	電解液電解	質子模固體電解	尚未公佈
反應物		石化原料熱裂解水電解	金屬鎂	電能純水	電能+純水	電能+純水	尚未公佈
劑型		氫	氫	氫+氧混合	氫+氧混合	氫、氧分離	氫、氧分離
劑量		低	低	低	中	中	高
	流量計調整	-		氫2.4%	氫66%氧33%	氫66%氧33%	尚未公佈
	依鋼瓶體積	-		氫產量小於50 ml/min	氫產量大於500 ml/min	氫產量大於500 ml/min	尚未公佈
	原料規格書	-		氫純度大於66%	氫純度大於66%	氫純度大於99.9%	尚未公佈
使用方式		回廠填充	採購鎂棒/鎂粉	300小時回廠更換核心	5,000小時回廠更換核心	5,000小時核心尚有70%效能	尚未公佈
產氫效率		鋼瓶體積	低	低	高	高	極高
副產物(不純物)		原料規格書	有	有	有	無	無
體積/重量		大/重	小/輕	大/重	大/重	中/輕	尚未公佈
長期大量使用成本		原料規格書	高	高	低	低	尚未公佈
便利性		低	低	高	高	高	尚未公佈
噪音		低	低	高	高	高	低
純化系統		-	-	無	無	有	有

Powered by **HoHo** Biotech　　File creator : Alvin、Benson

技術不分好壞，只有技術新舊之分，且會隨著時間持續迭代升級。

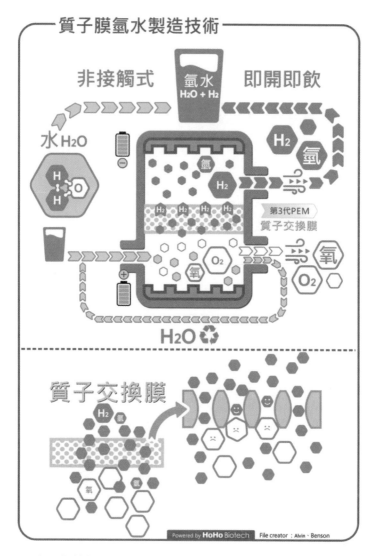

利用非接觸式質子交換膜，提升氫呼吸機與氫水製造之安全性與效率。

図6-3.1 固體氫技術分析

氫膠囊技術分析

使用方式	來源	載體
口服 (氫膠囊) Oral	人工 Chemical	SOC-1.鈣(碳酸鈣) SOC-2.鎂(氫化鎂)
	天然 Nature	SON-1.礦-矽(硅)、礦鹽、二氧化矽 SON-2.海鹽 SON-3.雞蛋殼 SON-4.貝殼、牡蠣殼 SON-5.貝殼化石 SON-6.珍珠 SON-7.珊瑚***
非口服 (發泡錠) Effervescent Tablet	人工 Chemical	SEC-1.鎂錠 加水產生氫氣泡製作氫水用 （氫-鈀-奈米晶格）
	天然 Nature	SEN-1.礦-矽(硅)、二氧化矽 加入水中用力搖晃產氫 製作氫水用
產地 品管 認證	日本	GMP、JFLR、政府認證字號 無毒性檢測
		來路不明
	台灣 其它	GMP、SGS、政府認證字號 無毒性檢測
		來路不明

FDA
GMP 日健榮協認定工場
JFRL
FDA
SGS

Powered by HoHo Biotech

　　關鍵在於載體、產地、製程、技術、品管、檢驗、認證、政府(FDA)查驗登記。

圖6-3.2 不同載體氫分子（氣體、固體、液體）之差異分析

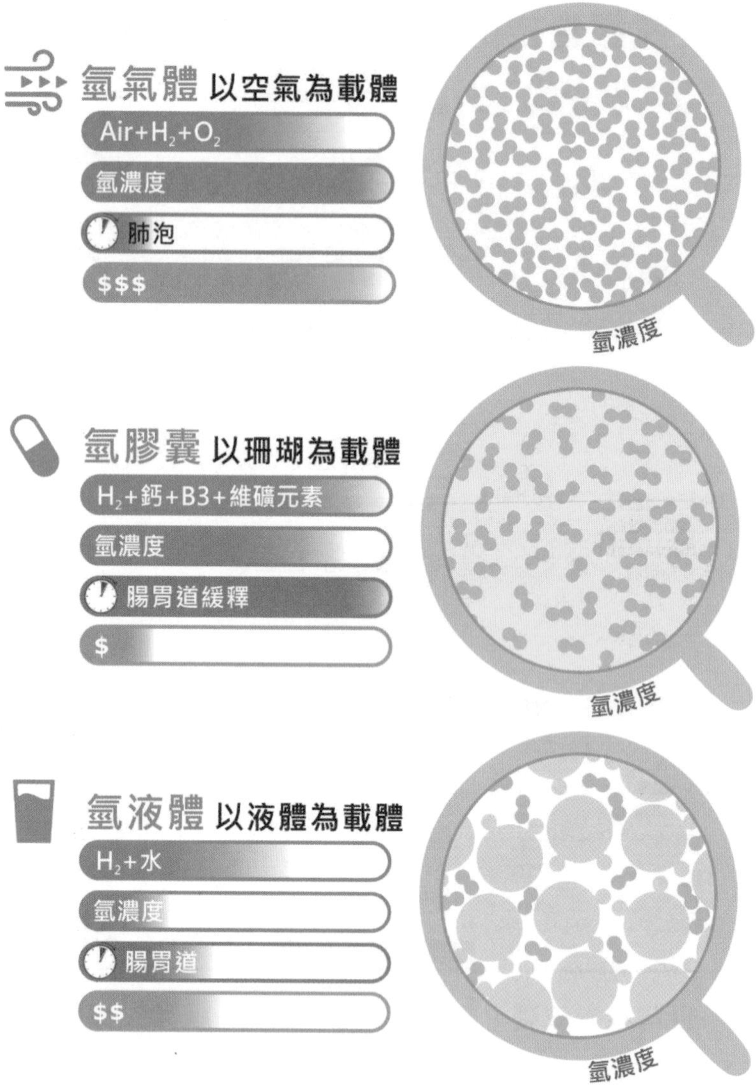

氫氣體 以空氣為載體
Air+H_2+O_2
氫濃度
🕐 肺泡
$$$

氫膠囊 以珊瑚為載體
H_2+鈣+B3+維礦元素
氫濃度
🕐 腸胃道緩釋
$

氫液體 以液體為載體
H_2+水
氫濃度
🕐 腸胃道
$$

氫濃度

氫濃度

氫濃度

　　關鍵在於載體，載體不同，濃度、吸收途徑、技術配方、長效釋放、使用成本……等，都會差異極大。

圖7-1.1 氫氣機、氫水機篩選標準表

氫氣機、氫水機，篩選標準

篩選標準	氣	水	技術特徵
提純度	☐	☐	氫氣純度達99.995%（4N5）的SGS認證書。 (補充：SGS是有公信力的第三方認證單位)
		☐	氫水濃度：測氫筆測1,000ppb以上。 亞鉀藍液10滴以上。
穩定度	☐	☐	產氫壽命至少5,000小時。 (5,000小時後，產氫效能緩降不消失。)
便利性	☐	☐	內建水純化系統。 (無純化系統需按時換濾心。)
安全性	☐	☐	產氫核心安全耐用的金屬電極。 (不出黑水、不產生毒化物)
		☐	不出臭水，系統抗菌處理，氫水應該是無味。 (氫水產生厭氧菌時，就會有腥臭雞蛋味。)
		☐	非接觸式電解，製作氫水。*

備註-1：以純水非接觸式電解純產氫，再攪拌至飲用水，沒有喝到雜質、重金屬的顧慮，改變水的酸鹼值的疑慮。

補充-1：氫濃度以測氫筆測(早期日本提出，氫氣含量至少要800ppb以上)目前業界較優良的氫濃度，運用加壓、降溫、氫氣泡微米化...等，至少都在1,000ppb以上。

補充-2：最準確是用亞鉀藍液，10-15滴，都能將藍色還原回來透明，皆是目前溶氫技術優良的機器，當然還有比這個高兩倍到三倍的技術，但是價格十分昂貴，所以在預算上，以及追求『超高濃度』氫氣，自己可以考量一筆預算，只有『超高濃度氫水機』，還是一筆同時擁有氫氣機、氫水機、氫膠囊，三種劑型? 因為氫氣機的高劑量，是氫水溶解的氫氣量遠遠追不上的。

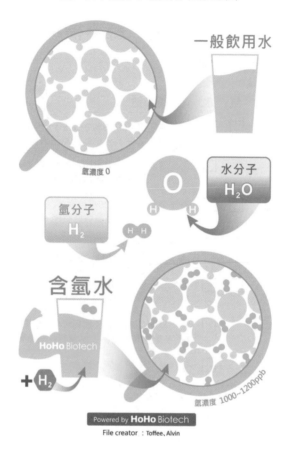

圖7-1.4 氫分子穩定存在示意圖

氫分子難溶於水,透過切割、攪拌、加壓、降溫...等技術,能將其穩定鑲嵌於水分子中存在,濃度可達1,000-1,200 ppb,剛製造完成之氫水濃度最高,建議「即產即飲」(美國FDA揭露於官方網站中認可,水在一大氣壓下的物理學溶氫體積極限是2.14%,也就是每100 ml水,可溶解2.14 ml氫氣,詳見附錄2-1)。

表7-2.1 氫膠囊篩選標準表

氫膠囊篩選標準

篩選標準	技術特徵
安全性	☐ GMP廠生產 ☐ 無重金屬檢驗報告 ☐ 不含大腸桿菌、黴菌檢驗報告 ☐ 無放射線檢驗報告 ☐ 投保產品責任險 ☐ 通過衛福部審查(Taiwan FDA)
有效性	☐ 黃金比例礦物質檢驗報告（均衡營養） ☐ 氧化自由基吸收能力檢驗報告（抗氧化效力確認） ☐ 控制釋放技術（24小時） ☐ 營養（處方）配方

FDA

日健栄協認定工場
GMP

JFRL

Powered by **HoHo** Biotech

附錄5·氫分子醫學聖經 ——知識點 QA

1. 人體為何需要氫分子？

答：

　　人類老化是一種很正常的現象，老化就是「身體生鏽」了，氫分子是最小的天然分子，可輕易進入血液、腦部、細胞，氫分子也是溫和的抗氧化劑，可減慢細胞生鏽，因此緩解發炎、細胞凋亡。

　　多數的營養保健品，分子都太大了，不易被身體吸收，而氫有分子小穿透力強的特性，可輕易穿越血腦屏障，只要攝取氫的質量都足夠的話，氫分子的養分可以帶給細胞能量，進而逆轉疾病，恢復人體的自癒能力（本書第12-1章；圖12-1.4）。

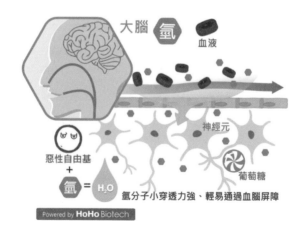

2. 氫分子有毒嗎？

答：

　　氫分子是溫和的抗氧化劑，不會破壞人體平衡，且有多國政府例如美國、日本韓國等已核准人體使用。唯一要注意的是，氫膠囊必須要日本GMP廠生產、取得政府合法認證字號，氫呼吸機及氫水機都需取得電子檢驗標章，以及通過SGS的99.995%純度認證（書本第7章，產品篩選標準）。

氫氣機、氫水機，篩選標準

篩選標準	氣	水	技術特徵
提純度	☐	☐	氫氣純度達99.995%（4N5）的SGS認證書。（補充：SGS是有公信力的第三方認證單位）
		☐	氫水濃度：測氫筆測1,000ppb以上。亞甲藍液10滴以上。
穩定度	☐	☐	產氫壽命至少5,000小時。（5,000小時後，產氫效能緩降不消失。）
便利性	☐	☐	內建水純化系統。（無純化系統需按時換濾心。）
安全性	☐	☐	產氫核心安全耐用的金屬電極。（不出黑水、不產生毒化物）
		☐	不出臭水，系統抗菌處理，氫水應該是無味。（氫水產生厭氧菌時，就會有腥臭雞蛋味。）
		☐	非接觸式電解，製作氫水。*

備註-1：以純水非接觸式電解純產氫，再攪拌至飲用水，沒有喝到雜質、重金屬的顧慮，改變水的酸鹼值的疑慮。

補充-1：氫濃度以測氫筆測(早期日本提出，氫氣含量至少要800ppb以上)目前業界較優良的氫濃度，運用加壓、降溫、氫氣泡微米化…等，至少都在1,000ppb以上。

補充-2：最準確是用亞甲藍液，10-15滴，都能將藍色還原回來透明，皆是目前溶氫技術優良的機器，當然還有比這個高兩倍到三倍的技術，但是價格十分昂貴，所以在預算上，以及追求『超高濃度』氫氣，自己可以考量一筆預算，只有『超高濃度氫水機』，還是一筆同時擁有氫氣機、氫水機、氫膠囊，三種劑型？因為氫氣機的高劑量，是氫水溶解的氫氣量遠遠追不上的。

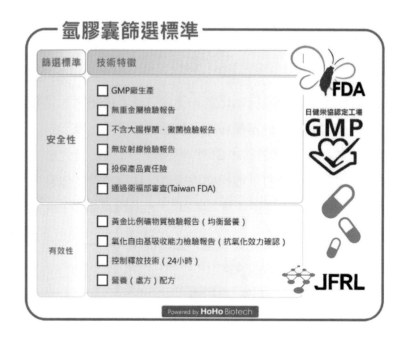

3. 氫分子可以與其他療法併用嗎？

（病人：我現在有在吃……藥，可以同時使用氫分子嗎？）

答：

　　醫師自己都使用氫分子來搭配藥物，加上有醫師認同，可放心搭配藥物使用，主流醫學搭配氫療法，不僅可降低藥物副作用，且能增加療效。最好的作法是融入生活（每天喝的水就是氫水、吃的營養品就是氫膠囊，休息滑手機／追劇時順便氫呼吸），透過補充氫膠囊能同時補充NMN、鈣、鎂、鋅、硒等微量元素（本書第15章醫師使用見證、第10-2.4章 臨床個案分享）。

今年初，我認真地研究氫分子與自律神經的關聯性，規定自己每日至少吸1小時氫氣，搭配服用3顆氫膠囊，連續3個月，發現自律神經之心跳率變異度指數（SDNN）明顯上升。我初步獲得的結論為：

◆ 吸氫氣的時數越長越好，每月累積時數至少超過30小時。

◆ 吸氫氣的時間點盡量在午休或夜間睡眠進行。

◆ 吸氫氣可立即提升最低點的SDNN數值。

◆ 吸氫氣加上服用氫膠囊可改善腸胃蠕動、減輕四肢僵硬、增強體力活力，以及提升睡眠品質。

4.「氫分子」可取代其他抗氧化物嗎，例如維生素C、D？「氫分子」可與其他抗氧化劑併用嗎？

答：

　　不同的抗氧化劑，都有各自的功能，都是人體所需的養分，要到身體專屬的地方去做儲存與運用，因此氫分子無法完全取代其他抗氧化物。但是氫分子可幫助其他抗氧化劑預先清除體內有害的自由基，使這些抗氧化劑能夠真正到達需要儲存或是運用的地方，併用的結果，能使功效提升3~5倍。

　　但是，「氫分子」是身體安全、有效的抗氧化劑，主要原因是：

A.氫分子極小，可輕易擴散全身

B.屬於溫和的還原劑，只會精準消除有害自由基

C.費用低廉

（本書第4-2章，圖4-2.3；第3章，圖3-1.1；第13章，圖13-1.2、13-1.3）

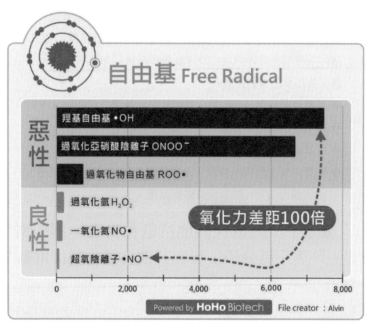

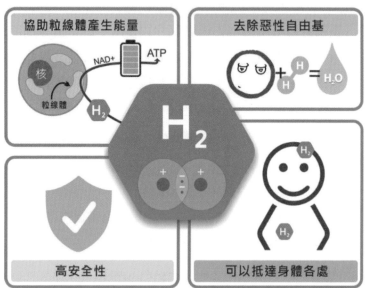

製表人：Toffee、Alvin

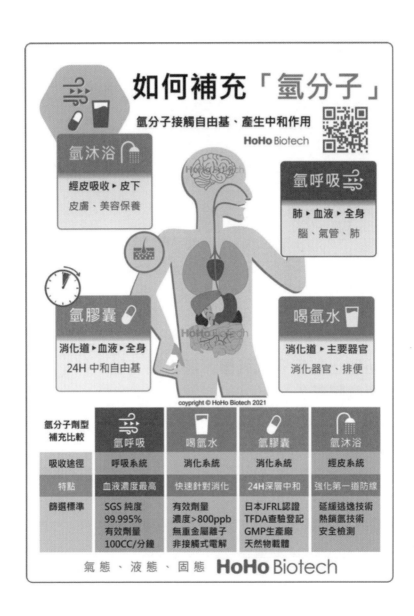

如何補充「氫分子」

氫分子接觸自由基、產生中和作用

HoHo Biotech

氫沐浴
經皮吸收 ▶ 皮下
皮膚、美容保養

氫呼吸
肺 ▶ 血液 ▶ 全身
腦、氣管、肺

氫膠囊
消化道 ▶ 血液 ▶ 全身
24H 中和自由基

喝氫水
消化道 ▶ 主要器官
消化器官、排便

coypright © HoHo Biotech 2021

氫分子劑型 補充比較	氫呼吸	喝氫水	氫膠囊	氫沐浴
吸收途徑	呼吸系統	消化系統	消化系統	經皮系統
特點	血液濃度最高	快速針對消化	24H深層中和	強化第一道防線
篩選標準	SGS 純度 99.995% 有效劑量 100CC/分鐘	有效劑量 濃度>800ppb 無重金屬離子 非接觸式電解	日本JFRL認證 TFDA查驗登記 GMP生產廠 天然物載體	延緩逃逸技術 熱鎖氫技術 安全檢測

氣態、液態、固態 **HoHo** Biotech

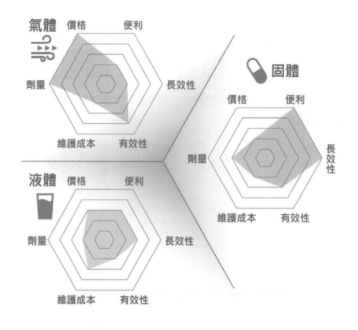

5. 坊間已有很多氫氣機、氫水機、氫水杯，為何需要氫膠囊？

答：

　　氫分子醫療源自於日本，日本已將氫分子認定為醫療氣體，在日文中，「水素」就是「氫分子」。由於製氫機器價格高昂、維護成本昂貴、使用不方便，導致20年來，一直無法被普及，直到最近氫膠囊產品的成熟才改善這個問題。氫膠囊體積小、攜帶方便，沒有交叉污染的問題，吃下一顆氫膠囊，身體就是產氫工廠（但必須日本GMP廠生產、通過TFDA認證與JFRL檢驗），氫膠囊可達到24小時不間斷平衡自由基的效用（本書第5章）。

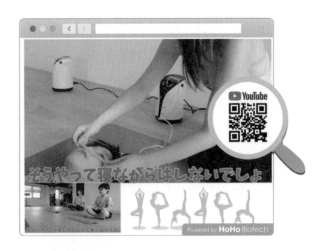

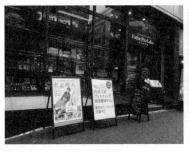
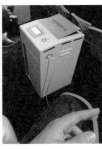

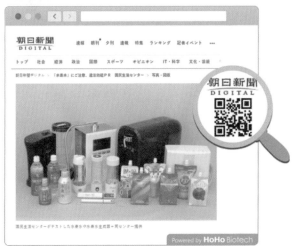

6. 如何確認你吃的膠囊裡含有「氫」？坊間已有其他氫膠囊，這個膠囊的差異在哪？

答：

由於氫分子極小、極難保存，產氫技術非常多樣，氫膠囊載體選擇很多，但是，考慮到安全、有效，GMP廠生產、政府認證字號、國際檢驗單位品管檢驗，就是安全、品質的保證。推薦的氫膠囊是以天然珊瑚為載體、全程日本製造、無毒、安全、黃金比例營養素、24小時長效釋放技術。

目前市場上有字號，能進醫學中心、醫院、診所、藥局的，才是安全的氫膠囊，其他沒有政府審查字號，進不了醫學中心的產品就不多做討論（本書第6章）。

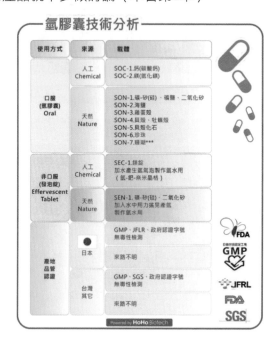

7. 目前有哪些國家在使用氫分子補充？

答：

近年來氫分子醫療在國際上已有重大進展，國際上已核准氫分子屬於醫療氣體的國家有日本（2016）、中國（2020），美國哈佛醫學院團隊（2020）也開始人體氫醫療試驗，其中台灣對於氫保健的推廣不輸給日本，已於2021年展開人體實驗，甚至氫膠囊的應用，已反向技術移轉給日本（本書第1、2章）。

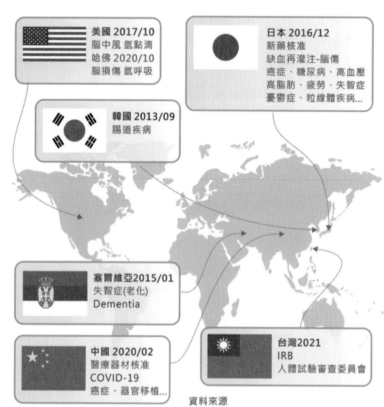

Growth未來潛力

2016/12 日本核准氫分子醫療新藥
2020/02 中國核准氫氧呼吸機第三類醫療器材銷售
2020/10 美國哈佛醫學院開始氫呼吸醫療規模性人體試驗
2021　　台灣IRB人體試驗審查委員會

美國 2017/10
腦中風 氫點滴
哈佛 2020/10
腦損傷 氫呼吸

日本 2016/12
新藥核准
缺血再灌注-腦傷
癌症、糖尿病、高血壓
高脂肪、疲勞、失智症
憂鬱症、粒線體疾病...

韓國 2013/09
腸道疾病

塞爾維亞2015/01
失智症(老化)
Dementia

中國 2020/02
醫療器材核准
COVID-19
癌症、器官移植...

台灣2021
IRB
人體試驗審查委員會

資料來源
台灣IRB審查委員會
美國FDA官網　http://clinicalTrials.gov
日本厚生省官網 http://www.mlw.go.jp

製表人：Benson、Alvin

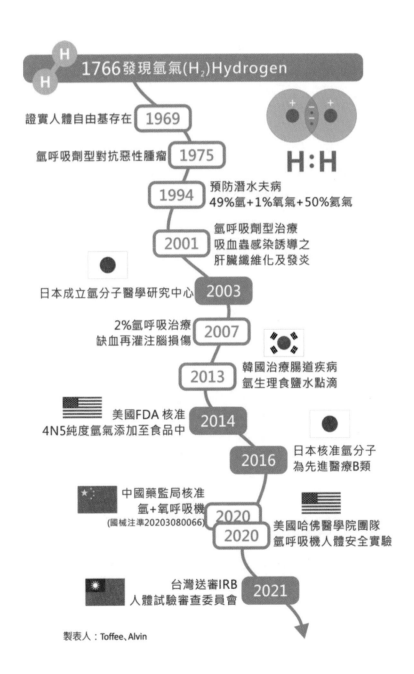

證實人體自由基存在　1969
1766發現氫氣(H_2)Hydrogen

H:H

氫呼吸劑型對抗惡性腫瘤　1975

1994　預防潛水夫病
49%氫+1%氧氣+50%氦氣

2001　氫呼吸劑型治療
吸血蟲感染誘導之
肝臟纖維化及發炎

日本成立氫分子醫學研究中心　2003

2%氫呼吸治療
缺血再灌注腦損傷　2007

韓國治療腸道疾病
2013　氫生理食鹽水點滴

美國FDA核准
4N5純度氫氣添加至食品中　2014

日本核准氫分子
2016　為先進醫療B類

中國藥監局核准
氫+氧呼吸機
(國械注準20203080066)　2020

2020　美國哈佛醫學院團隊
氫呼吸機人體安全實驗

台灣送審IRB
人體試驗審查委員會　2021

製表人：Toffee、Alvin

8. 為何氫分子功效這麼廣？裡面是不是有過度包裝的問題？

答：

以氧氣為例，氧氣是天然分子，溫和的氧化劑，加上多靶點生物效應，高濃度使用，治療效果快速、良好，是目前醫藥歷史上，使用範圍最廣、使用頻率最高的藥物。

氫分子屬於溫和的還原劑，因此治療特性與氧氣一樣快速到達全身、效果明確（本書第3章）。

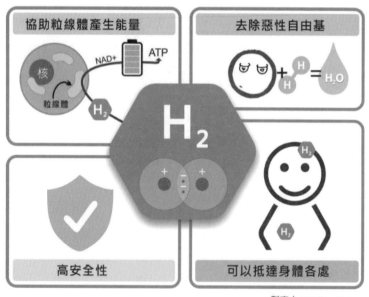

製表人：Toffee、Alvin

9. 為何大家使用氫膠囊的經驗都很好，但是，我的身體不但沒有立即改善，反而不適？

答：

氫分子非常小，從藥物動力學的角度來解釋，氫可輕易的擴散全身，進入血液、組織、細胞甚至細胞核，作用極快，可以很快的幫助改善循環調整體質。但是，隨著身體老化，許多身上循環差的組織器官會逐漸累積廢棄物，使用氫膠囊後馬上促進代謝循環，在器官廢棄物排出的過程中，會有不舒服是很正常的好轉反應，只需堅持使用，定期回診即可。

10. 氫膠囊使用劑量、方式？安全劑量？

答：

A. 一般情況：每天起床空腹吃一顆，搭配溫開水服用，氫膠囊就會在體內24小時釋放氫分子，同時為身體補充NMN、鈣、鎂、鋅、硒……等數十種重要的維礦元素。

B. 50歲以上的人：建議每天早、晚各吃一顆。

C. 特殊狀況：劑量可以提升為每天3顆以上，早、中、晚各一次，飯前、飯後食用都可。

氫分子醫學聖經手冊

 中華創新未來協會

ISBN 978-986-06035-2-1

9 789860 603521   NT$550